José María Carbonell Tatay
Julián Rodríguez Fernández

Manual de suturas
en Veterinaria

Tercera edición

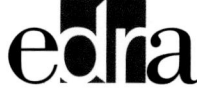

Manual de suturas en Veterinaria 3.ª edición

Propiedad de:
© 2024 Grupo Asís Biomedia, SL
Plaza Antonio Beltrán Martínez, n.º 1, planta 8 - letra I
(Centro Empresarial El Trovador)
50002 Zaragoza - España

De la edición anterior:
©2016
ISBN: 978-84-16315-22-2

Dirección editorial: Miguel Martín-Romo
Gestión del proyecto editorial y edición: Ruth Varea Paño
Diseño de cubierta e ilustraciones: Jacob Gragera Artal
Maquetación: Nieves Marín Ortiz

ISBN: 978-84-191569-6-9
DL: Z 2388-2023

Diseño y maquetación:
Grupo Asís Biomedia, SL
www.grupoasis.com

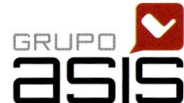

e·dra es un sello de Grupo Asís

Impreso por Alva Nova Servicios Gráficos SLL, Cambre (A Coruña), España, enero 2024

A los animales, nuestros pacientes,
a los que siempre hemos tratado de ayudar
y por los que intentamos continuamente
mejorar en nuestra profesión;
sin ellos no sería posible

Agradecimientos

A nuestras queridas familias por su paciencia con nuestra profesión.

A José María Molleda Carbonell† y Eva M.ª Martín Suárez por su fenomenal y desinteresada colaboración.

A Ruth Varea por su profesionalidad, simpatía y paciencia con nosotros.

A Lisardo Rodríguez, magnífico veterinario siempre dispuesto a ayudar, a Ana González por su apoyo y ayuda, y a Jeannette Draaijers por sus ilustraciones del capítulo 9, que nos han servido de referencia.

A Rafael Tatay y a Alejandra Rodríguez por ayudarnos con los vídeos e imágenes de esta tercera edición.

Autores

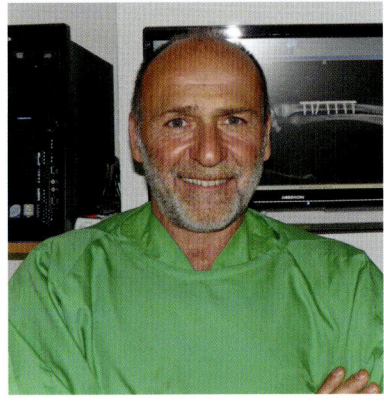

José María Carbonell Tatay

(autor y coordinador)

Licenciado en Veterinaria por la Universidad de Córdoba en 1989. Realiza su actividad clínica en el Hospital Veterinario Tabaira para pequeños animales en Moraira-Teulada (Alicante), del que es fundador, propietario y director desde su creación en 1989 y jefe del departamento de Cirugía y Traumatología. Además, es copropietario del Centro Veterinario La Nao de Jávea (Alicante).

Trabaja exclusivamente en la clínica de pequeños animales como cirujano. Es pionero en la reparación de hernias mediante malla y creador de la técnica quirúrgica de reparación de hernias en animales mediante mallas en cucurucho.

José María ha participado en charlas y cursos, ha publicado en diversas revistas de ámbito nacional y es autor de los libros *Manual de Suturas en Veterinaria* 1.ª y 2.ª ediciones de la editorial Servet (2007 y 2016, respectivamente) y La pesca deportiva del atún rojo de la editorial Tutor (2013).

Actualmente, se dedica por entero a la clínica de pequeños animales y especialmente a la cirugía.

Julián Rodríguez Fernández

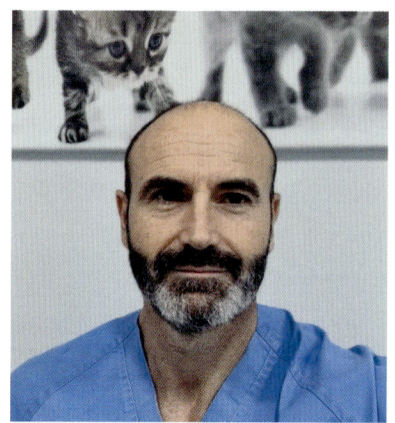

Licenciado en Veterinaria por la Universidad de Zaragoza en 1994. Realiza su labor profesional, como veterinario de animales de compañía, en la Clínica Veterinaria Ambra de Pego (Alicante) y en el Centro Veterinario La Nao de Jávea (Alicante) del que es copropietario.

Su actividad se centra en la cirugía. Es colaborador en la aplicación de la técnica quirúrgica para la reparación de hernias mediante mallas en cucurucho en pequeños animales.

Ha participado como ponente en charlas y cursos y ha escrito artículos para diversas publicaciones de ámbito nacional. Es autor del libro *Manual de Suturas en Veterinaria* 1.ª y 2.ª ediciones, de la editorial Servet (2007 y 2016, respectivamente).

Colaboradores

Capítulo 9. *Suturas en cirugía oftálmica*

José M.ª Molleda Carbonell[†]
Profesor titular de la Facultad de Veterinaria de Córdoba y diplomado por el Colegio Latinoamericano de Oftalmología Veterinaria (CLOVE).

Eva M.ª Martín Suárez
Profesora titular de la Facultad de Veterinaria de Córdoba y diplomada por el Colegio Latinoamericano de Oftalmología Veterinaria (CLOVE).

Prólogo

Es un honor y un placer presentar la tercera edición del *Manual de Suturas en Veterinaria*, una obra magistral escrita y coordinada por el destacado D. José María Carbonell, en colaboración con D. Julián Rodríguez. Este manual, ahora en su tercera edición, se ha consolidado como una referencia de indispensable lectura para todos los profesionales de la veterinaria, tanto cirujanos experimentados como aquellos que están dando sus primeros pasos en este fascinante mundo de la cirugía veterinaria.

La importancia de la sutura en la práctica veterinaria es incuestionable, y este manual aborda de manera excepcional todos los aspectos clave relacionados con esta técnica fundamental y básica. Desde los aspectos más básicos hasta las suturas más avanzadas en laparosocopia y específicas en la reparación de hernias o el ojo por ejemplo, Carbonell y Rodríguez han logrado proporcionar un recurso integral y accesible que se adapta a las necesidades de todos los veterinarios. La experiencia combinada de estos autores garantiza la calidad y la relevancia de la información presentada.

Lo que hace que este manual destaque aún más es su enfoque eminentemente práctico. No se trata solo de un compendio teórico, sino de una guía práctica que los veterinarios pueden consultar y repasar en su quehacer diario. La estructura clara y las detalladas ilustraciones hacen que cada capítulo y técnica sea fácilmente comprensible, permitiendo una aplicación práctica inmediata. La tercera edición de este manual es un testimonio del compromiso continuo de los autores con la excelencia y la actualización constante. La inclusión de las últimas innovaciones y avances en técnicas de sutura garantiza que los lectores estén siempre al tanto de las mejores prácticas en este campo en constante evolución.

En resumen, la obra *Manual de Suturas en Veterinaria* es una joya en la literatura veterinaria, y su tercera edición es un hito que celebra el éxito continuo de esta obra.

Aprovecho esta oportunidad para felicitar a los autores por su dedicación y agradecerles por brindar a la comunidad veterinaria una herramienta tan valiosa. Sin duda, este manual seguirá siendo una fuente esencial para todos aquellos comprometidos con la excelencia en la cirugía veterinaria.

¡Que esta obra continúe inspirando y guiando a las generaciones venideras de profesionales en nuestra noble disciplina!

José Rodríguez Gómez
Profesor Titular de Patología Quirúrgica y Cirugía Veterinaria
Universidad de Zaragoza

Prefacio

Desde que a finales de los años 80 del siglo pasado cayó en nuestras manos un manual de suturas para cirugía humana, no dejamos de pensar en lo útil que podría ser un manual de suturas en veterinaria para estudiantes y cirujanos veterinarios clínicos. Nos pusimos manos a la obra, y fue en 2007 cuando vio la luz el primer manual de suturas. Dada su repercusión, publicamos la segunda edición ampliada en el año 2016 y en esta ocasión, ya en 2024 y con gran satisfacción, presentamos la tercera edición con nuevos contenidos, imágenes y vídeos que sin duda ayudarán a formar a estudiantes y cirujanos veterinarios.

Las suturas tradicionales son la base de la cirugía diaria y los nuevos materiales cada vez nos aportan mayores ventajas en el anudado y es nuestra obligación conocerlos y saber utilizarlos. Las suturas mecánicas, grapas y clips para hemostasia nos ayudan hoy día de manera considerable en nuestras cirugías, así como los adhesivos tisulares que casi con toda seguridad utilizaremos en un futuro no muy lejano con mucha mayor frecuencia para el cierre de heridas.

Los nuevos capítulos, como son el dedicado a heridas de especial consideración, la reparación de hernias mediante la técnica de malla de polipropileno en cucurucho (que publicamos por vez primera en 1997), así como el relativo al conocimiento y utilización del electrobisturí, creemos que van a contribuir al enriquecimiento de este manual. Por otra parte, destacamos la incorporación de vídeos para visualizar la realización de suturas en diferentes tejidos y circunstancias. Al final de los capítulos más prácticos y con el objetivo de ilustrar la información ofrecida de forma más visual, hemos decidido incluir vídeos de algunas intervenciones quirúrgicas sencillas que muestran la sutura de tejidos o el uso del electrobisturí. No cabe duda de que serán muy útiles a quienes consulten este manual, estudiantes y profesionales veterinarios.

En esta tercera edición, intentamos transmitir nuevos aspectos de nuestra experiencia personal y estamos convencidos, y con ese propósito lo hacemos, de que será de gran ayuda y utilidad en la práctica diaria de la cirugía.

Nos sentimos orgullosos de nuestra profesión y de poder contribuir a la formación de estudiantes y cirujanos veterinarios.

Los autores

Índice de contenidos

10 Suturas tejidos-mallas. Reparación de hernias abdominales y perineales

11 Suturas en cirugía oftálmica

Suturas

Definición

Sutura es el material destinado a favorecer la cicatrización de una herida mediante el cosido quirúrgico de los bordes o extremos de esta, con objeto de mantenerlos unidos disminuyendo la tensión entre ellos.

Al proceso de aplicación de la sutura se le denomina suturar. El material empleado para anudar vasos sanguíneos con el fin de cortar una hemorragia se denomina ligadura.

Cualidades de una sutura ideal

1. Elevada resistencia a la tracción.
2. Fácil manejo por el cirujano.
3. Facilidad y seguridad en el anudado.
4. Alta uniformidad en la fuerza tensora, permitiendo el uso de los calibres más finos.
5. No debe provocar reacción hística ni precipitaciones.
6. No debe ser tóxica, carcinógena ni alergénica, como tampoco deben serlo sus posibles productos de degradación.
7. Fácilmente esterilizable.
8. Su superficie debe minimizar la posibilidad de adherencias bacterianas.
9. Sus características deben ser estandarizables.
10. Debe mantener sus propiedades el tiempo necesario.
11. Bajo coste económico.

Clasificación de los materiales de sutura

Existen tres características universalmente utilizadas para clasificar los materiales de sutura: su origen, su comportamiento y su estructura.

Origen

Hace referencia a la procedencia de la materia prima del material. Por su origen, los materiales se clasifican en naturales (materia prima de origen natural, fig. 1), sintéticos (la materia prima del filamento es resultado de una síntesis química industrial, fig. 2) y metálicos (acero inoxidable, fig. 3).

Los materiales naturales son de origen biológico, tanto animal como vegetal. Los materiales sintéticos son polímeros obtenidos por síntesis química industrial, diseñados para obtener unas características determinadas y cumplir con unos estándares concretos; son sin duda, los más utilizados en la actualidad, por encima de los de origen natural.

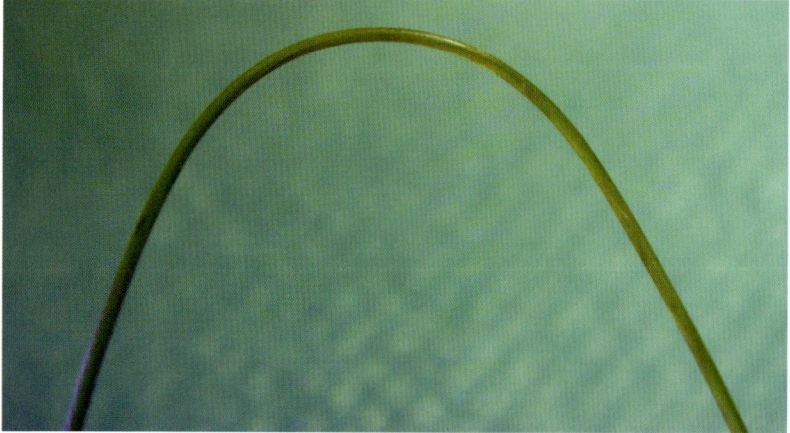

Figura 1. Sutura de origen natural (cátgut).

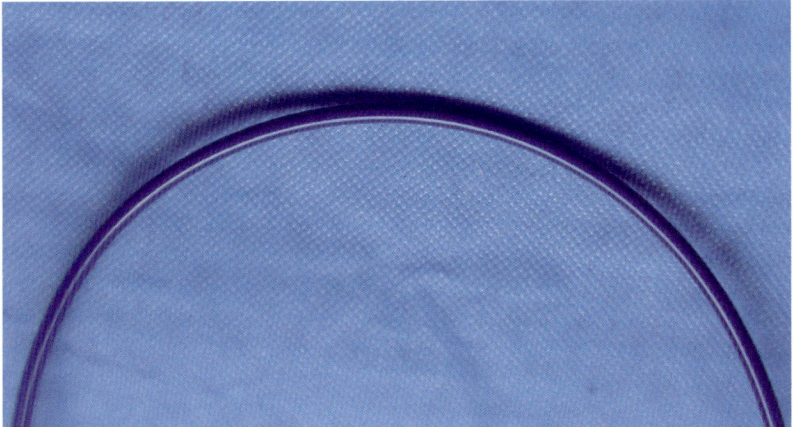

Figura 2. Sutura sintética (nailon).

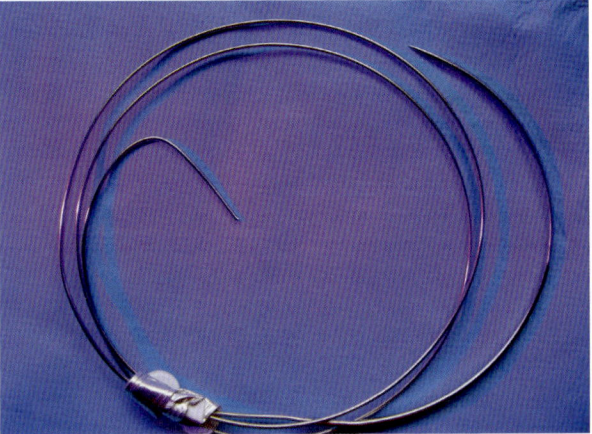

Figura 3. Sutura de acero inoxidable.

Comportamiento

El comportamiento de un material viene determinado por su capacidad para ser degradado por el organismo. Los materiales se clasifican en:

- **Absorbibles:** aquellos que son degradados y absorbidos completamente por el organismo una vez implantados.
- **No absorbibles/inabsorbibles:** aquellos que permanecen por tiempo indefinido en el cuerpo sin ser degradados.

La sutura ideal debe desaparecer del organismo una vez cumplida su labor. Por tanto, la sutura óptima debería ser fabricada con un material absorbible. La ventaja general de estas suturas es que eliminan los inconvenientes de un cuerpo extraño implantado a largo plazo. Sin embargo, a menudo, y esto es frecuente en la cirugía reparadora de hernias perineales, inguinales, umbilicales y eventraciones traumáticas, el uso de este tipo de materiales no es posible, por lo que están indicados los no absorbibles.

Estructura

Según su estructura, los materiales se dividen en:
- **Monofilamentos:** aquellos construidos con un único filamento de grosor/calibre variable (fig. 4).
- **Multifilamentos:** aquellos construidos con haces de filamento de calibre muy pequeño para conseguir una hebra más gruesa, del calibre deseado. Suelen tener una estructura trenzada (fig. 5), es decir, los haces de monofilamentos se trenzan para obtener la hebra final, aunque también existen hebras torcidas, en las cuales los filamentos se retuercen consiguiendo una hebra "madre" del calibre deseado, y con la apariencia exterior y algunas de las características de un monofilamento.

Todos los materiales pueden ser clasificados atendiendo a estas tres características. A continuación se muestran algunos ejemplos.

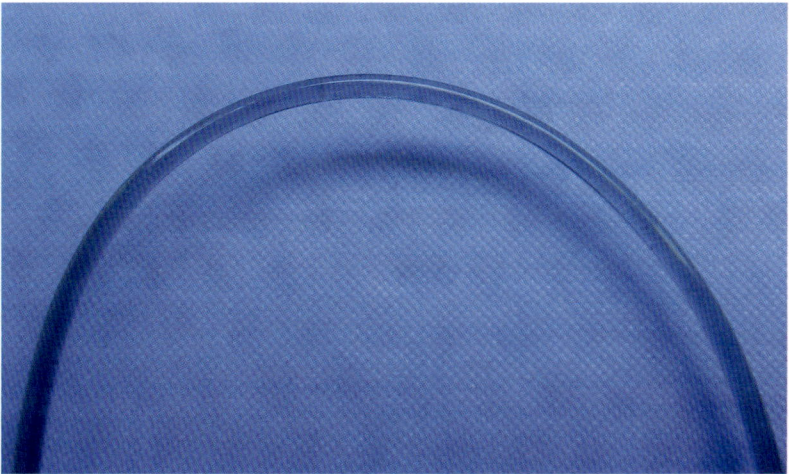

Figura 4. Sutura monofilamento de poligliconato.

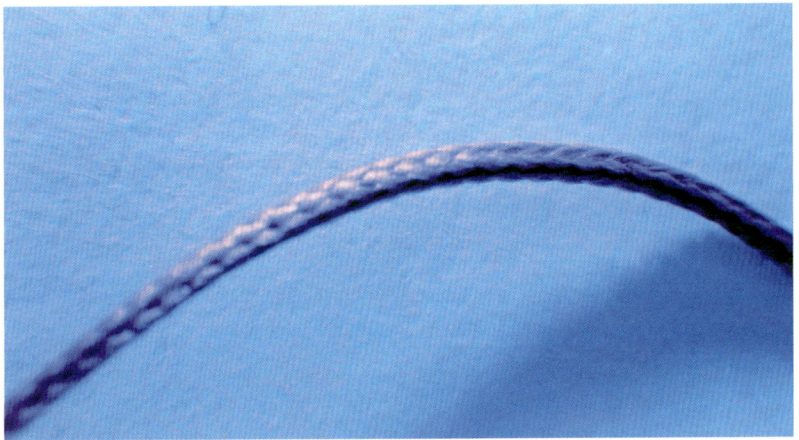

Figura 5. Sutura trenzada de poliglactina 910.

Clasificación de materiales de sutura según sus características

- Naturales absorbibles torcidos:
  - Cátgut simple y crómico.

- Naturales no absorbibles torcidos:
  - Seda virgen (solo para oftalmología).
  - Lino.

- Naturales no absorbibles trenzados:
  - Seda trenzada.

- Sintéticos absorbibles monofilamento:
  - Gliconato.
  - Polidioxanona.
  - Poliglecaprona.

- Sintéticos absorbibles trenzados:
  - Ácido poliglicólico.
  - Poliglactina 910.

- Sintéticos no absorbibles monofilamento:
  - Poliamida.
  - Polipropileno.
  - Poliéster.
  - Polivinildifluoretileno, etc.

- Sintéticos no absorbibles pseudomonofilamento:
  - Poliamida.

- Sintéticos no absorbibles torcidos:
  - Poliamida.

- Sintéticos no absorbibles trenzados:
  - Poliéster.

- Metálicos:
  - Acero inoxidable monofilamento.
  - Acero inoxidable multifilamento torcido.

Ventajas e inconvenientes de los distintos tipos de suturas

Como es natural, el origen, el comportamiento y la estructura determinan unas cualidades en las suturas que a su vez son causa de sus ventajas e inconvenientes respecto a los demás tipos de suturas (tablas 1, 2 y 3).

Tabla 1. Suturas absorbibles frente a suturas no absorbibles.

Absorbibles		No absorbibles	
Ventajas	Inconvenientes	Ventajas	Inconvenientes
• Desaparecen. • Mínimo riesgo de reacción como cuerpo extraño a largo plazo.	• Pierden resistencia. • Soporte de la herida limitado en el tiempo.	• Permanentes. • Proporcionan un soporte indefinido a la herida.	• No desaparecen. • Se pueden dar reacciones tardías como cuerpo extraño.

Tabla 2. Suturas trenzadas frente a monofilamento.

Trenzadas		Monofilamento	
Ventajas	Inconvenientes	Ventajas	Inconvenientes
• Buena manejabilidad. • Excelente anudado (muy seguro).	• Mayor fricción y arrastre tisular. • Mayor traumatismo tisular.	• Mínimo traumatismo tisular. • Facilidad de paso por los tejidos. • Ausencia de capilaridad.	• Manejo más difícil. • Anudado más difícil. • Requieren un anudado diferente para mayor seguridad.

Tabla 3. Suturas naturales frente a sintéticas.

Naturales		Sintéticas	
Ventajas	Inconvenientes	Ventajas	Inconvenientes
• Buena manejabilidad. • Buen anudado (frente a sintéticos monofilamento). • Elevada histocompatibilidad tisular.	• Reacción tisular moderada/alta. • Baja resistencia a la tracción.	• Elevada resistencia a la tracción. • Comportamiento predecible.	• Peor anudado que los materiales naturales (sintéticos monofilamento).

Podemos concluir, por tanto, que la sutura ideal debería ser de material sintético absorbible, monofilamento, de alta resistencia inicial, elevada histocompatibilidad y de fácil manejo y anudado.

Conociendo estas características podemos ahora plantearnos la elección de la sutura más apropiada.

2

Instrumental básico para las suturas

En este capítulo se describen los diferentes tipos de portagujas, pinzas y tijeras que se utilizan cuando se realiza una sutura. Si bien, aunque se trata de un capítulo descriptivo, los autores realizan una serie de recomendaciones fruto de su propia experiencia.

Portagujas

Cuando se habla del portagujas se hace referencia a la herramienta esencial para realizar una sutura.

A continuación, en la figura 1, se muestran las partes de un portagujas.

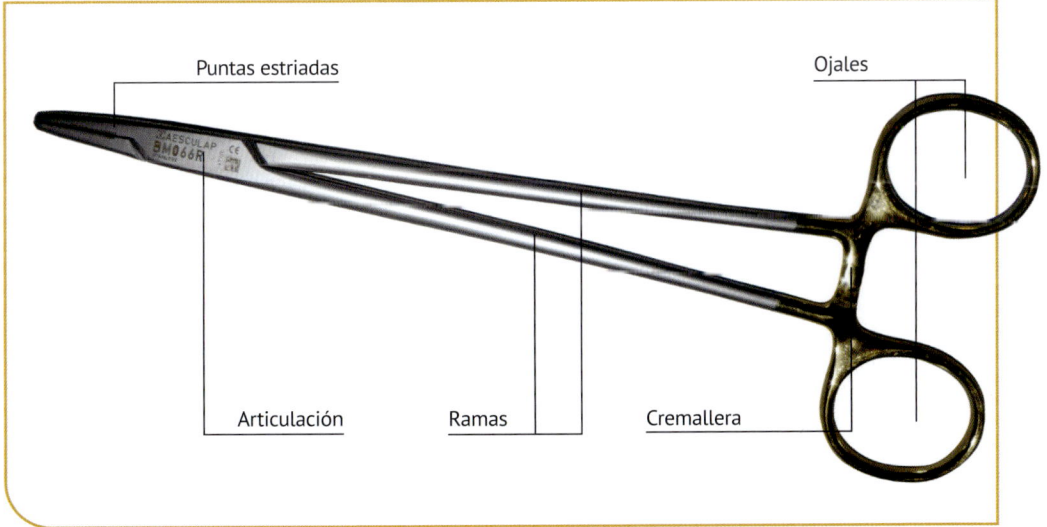

Figura 1. Partes del portagujas.

Hay diferentes tipos, por ello es fundamental elegir el adecuado a la práctica quirúrgica que se desarrolla en cada caso. Un portagujas es la prolongación de los dedos del cirujano. Por este motivo, el cirujano debe encontrar el adecuado a su método quirúrgico y al tipo de cirugía que va a aplicar. Además, no solo es necesario tener en cuenta el tipo de portagujas, sino también el tamaño y el acabado de las puntas y las ramas, en función de las agujas que se utilicen.

En este sentido, cabe destacar que se trata del instrumental con mayor desgaste, ya que entra en contacto directo con las agujas en lugar de los tejidos. Este hecho provoca el desgaste de las ramas que da como resultado una superficie afilada que puede dañar o cortar la sutura.

Decálogo para el uso del portagujas

1. **Posicionamiento de la aguja.** Debe ser perpendicular al eje longitudinal del portagujas. En cuanto a su situación en las ramas, la aguja se coloca próxima a la punta, para dar mayor fuerza en el caso de suturas de tejidos densos. Cerca del punto medio, cuando se trata de suturas en general. Y por último, próxima a las puntas, para las suturas que necesitan mayor precisión.

2. **Sujeción adecuada del portagujas.** Se utiliza la empuñadura con el pulgar y el dedo anular para suturas en general (fig. 2). Empuñadura de la eminencia tenar modificada para suturas rápidas (fig. 3) y empuñadura en lapicera para suturas de precisión (fig. 4).

3. **Posición del extremo libre de la sutura.** Se coloca en un lado alejado del campo o bien la sujeta un asistente.

4. **Colocación de la punta de la aguja.** La distancia entre el lugar de entrada y de salida de la aguja en relación con el borde de la herida depende del espesor del estrato tisular suturado.

5. **Conducción de la aguja.** Con un movimiento de rotación similar al arco de la aguja.

6. **Liberación de la aguja.** Es conveniente usar las pinzas tisulares para sujetar el tejido a suturar mientras se libera la aguja de manera que esta no pierda su posición.

7. **Sujeción de la aguja.** Debe encontrarse perpendicular al portagujas.

Con el tiempo, también el uso de diferentes calibres de aguja produce daños en la articulación del portagujas, lo que puede alterar la sujeción óptima de la aguja y la sutura. Actualmente, existen en el mercado diferentes calidades de instrumental que minimizan estos inconvenientes (acabados de carburo tungsteno).

Para iniciarse en la práctica quirúrgica, la recomendación de los autores es empezar con un **portagujas Mayo-Hegar** y siempre tener en cuenta el tamaño apropiado y el acabado de las ramas en función de la cirugía que se va a realizar. Cuando el cirujano poco experimentado vaya utilizarlo debe tener presente un decálogo que le ayudará a dar un uso apropiado a este instrumental.

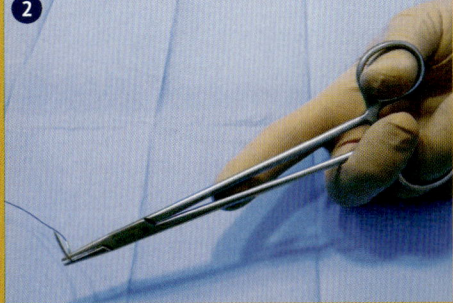

8. **Extracción de la aguja.** Para una sutura continua, si se realiza la extracción con la mano en posición supina, se puede continuar la sutura sin reposicionar la aguja. No obstante, para una extracción más precisa es conveniente que la mano esté pronada.

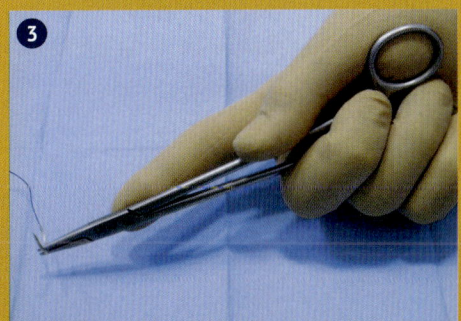

9. **Tracción de la sutura.** Se tracciona la longitud deseada a través de la herida, alejando el portagujas de la herida.
10. **Se realiza el anudado o se reposiciona la aguja** para aplicar el siguiente punto.

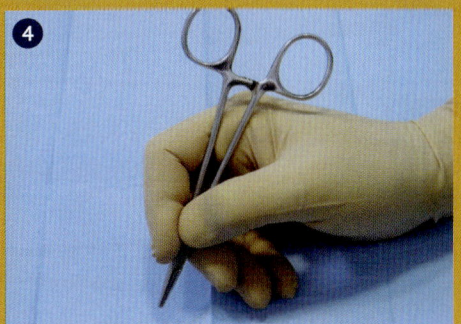

Figura 2. Empuñadura con pulgar y anular.
Figura 3. Empuñadura de la eminencia tenar modificada.
Figura 4. Empuñadura en lapicera.

Tipos de portagujas

Portagujas Mayo-Hegar

Es el tipo de portagujas más utilizado en cirugía veterinaria y en opinión de los autores el instrumental aconsejado para el inicio de la práctica quirúrgica. Hay diferentes tamaños, pero el más utilizado es el de 18 cm (fig. 5).

En la parte inferior presenta unas anillas y una cremallera de tres dientes que permite aplicar distintos grados de presión a las ramas. La caña es estilizada y de mayor longitud que en el caso del portagujas Crille-Wood. La unión de las ramas es de tipo *box joint*, tipo de articulación que impide la distorsión de dichas ramas en el instrumental con cremallera. En cuanto a las puntas, su superficie puede ser cuadriculada o cuadriculada con un surco central indicado para el uso de agujas de mayor tamaño. Los acabados de carburo tungsteno aseguran una mayor durabilidad del portagujas, reducen el desgaste y, en consecuencia, minimizan el riesgo de cortar la sutura.

Portagujas Hegar Olsen

Con este portagujas se desea conseguir dos herramientas en una: portagujas y tijera (fig. 6).

El tamaño es de 14-16 cm. La parte inferior dispone de anillas y cremallera de dos dientes. La caña es más aplanada y gruesa que en el caso del tipo Mayo-Hegar, y la unión de las ramas (articulación) es con tornillo. En primer lugar se encuentra la parte correspondiente a la función de tijera y en la punta unas ramas con cuadrícula que realizan el papel de portagujas.

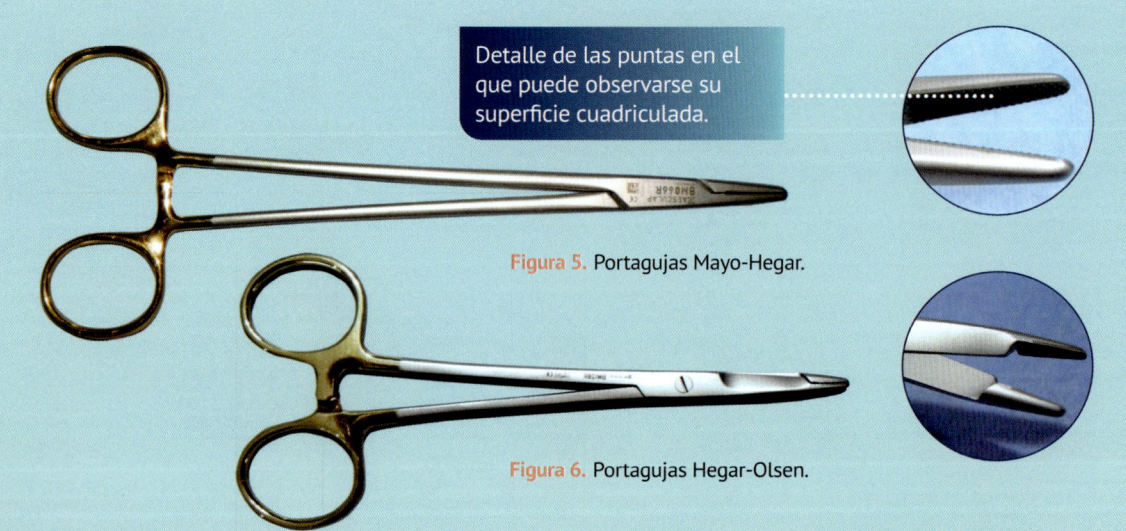

Detalle de las puntas en el que puede observarse su superficie cuadriculada.

Figura 5. Portagujas Mayo-Hegar.

Figura 6. Portagujas Hegar-Olsen.

Si bien puede parecer cómodo y beneficioso el hecho de disponer de tijera y portagujas en un único instrumento, en opinión de los autores su uso como primera elección no es aconsejable. La proximidad de la tijera al punto donde se encuentra la aguja aumenta el riesgo de cortes o rotura del hilo de sutura, si el cirujano no está habituado a su uso.

Portagujas Crill-Wood

Es muy similar al portagujas Mayo-Hegar, pero de menor tamaño y ramas más finas (fig. 7).

Portagujas Mathieu

Su principal diferencia con respecto a los anteriores es que no tiene anillas, pero sí dispone de cremallera con tres dientes (fig. 8). Presionando la caña se ancla la cremallera. Para liberarla es necesario aplicar una presión mayor con lo que se consigue que se suelte (ciertos especialistas lo llaman automático). La unión de las ramas es *box joint* y las puntas o ramas tienen varios acabados.

Es un portagujas muy cómodo de usar. Sin embargo, la durabilidad es menor, no solo por el desgaste de las ramas sino por el mecanismo de apertura y cierre del mismo.

Portagujas Castroviejo

Se trata del portagujas utilizado en oftalmología. Es muy delicado. Tiene una cremallera para usarlo con la empuñadura de lapicera.

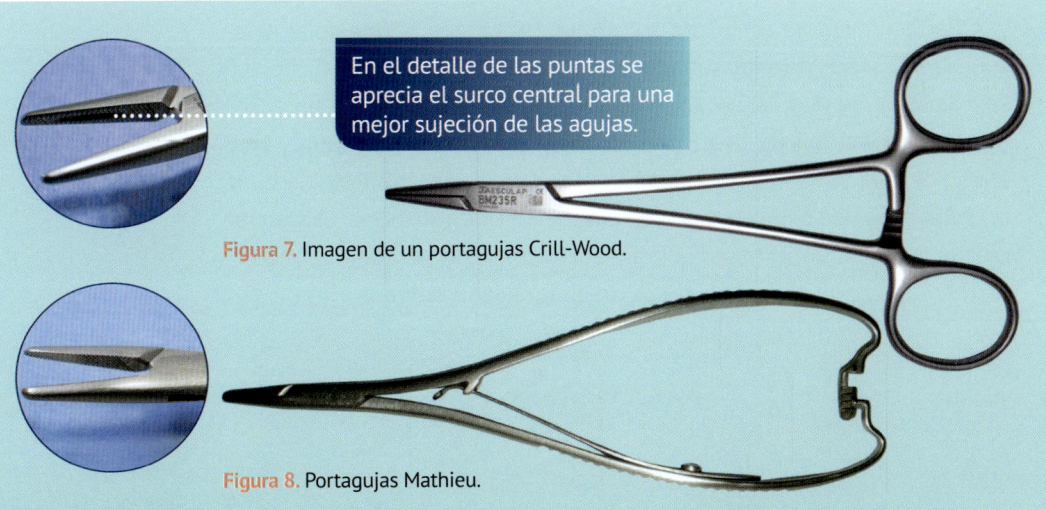

En el detalle de las puntas se aprecia el surco central para una mejor sujeción de las agujas.

Figura 7. Imagen de un portagujas Crill-Wood.

Figura 8. Portagujas Mathieu.

Pinzas de disección

Las pinzas de disección se conocen también como pinzas del pulgar o de mano izquierda. Son instrumentos prensores sin cierre, que se emplean para sujetar y desplazar el tejido que se desea suturar.

Los extremos proximales están unidos, lo que permite que los extremos distales se abran al soltar la pinza y se cierren al ejercer presión sobre ella. Se trata del instrumental con el que se manejan los tejidos con mayor frecuencia. La superficie de agarre puede ser con o sin dientes. Las pinzas sin dientes o atraumáticas se emplean con tejidos delicados (vísceras y vasos). No obstante, hay que tener en cuenta que muchas veces para conseguir una buena sujeción del tejido a suturar, la presión que hay que ejercer con este tipo de pinzas produce un traumatismo mayor que el causado por una pinza con dientes. Las pinzas con dientes permiten una sujeción más firme con una presión mínima, si bien pueden desgarrar tejidos delicados.

> Las pinzas sin dientes o atraumáticas pueden causar una lesión mayor que las que tienen dientes, si al sujetar el tejido se aplica una presión excesiva.

Las pinzas tisulares se utilizan normalmente con la mano no dominante del cirujano. La forma de cogerla es con la empuñadura en lapicera (fig. 9). Cuando no se usan, se pueden sostener en posición palmar, dejando el pulgar, el índice y el corazón libres (fig. 10).

Cuando se sutura un tejido, se utilizan las pinzas para sujetar el tejido situado en el lado derecho de la herida (en caso de que el cirujano sea diestro). Se desplaza con su ayuda hacia arriba y afuera para tensar el tejido y atravesar la aguja más fácilmente con el portagujas. Con este movimiento se tiene una visión óptima de la entrada y la salida de la aguja. Una vez extraída y recolocada en el portagujas, se utilizan las pinzas tisulares para mover el lado izquierdo de la herida y afrontarlo, de manera que la entrada y salida de la aguja sea óptima.

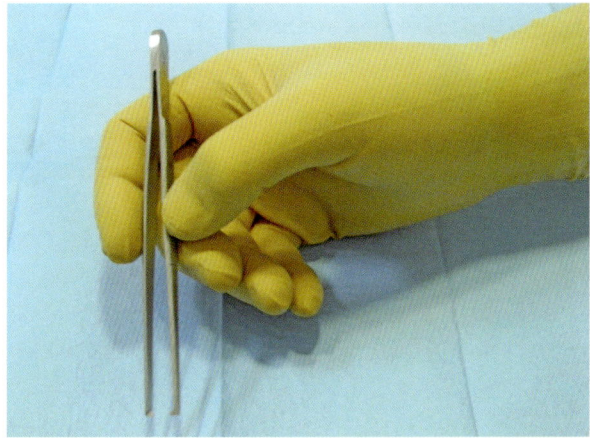

Figura 9.
Posición correcta
para trabajar.
Empuñadura en
lapicera.

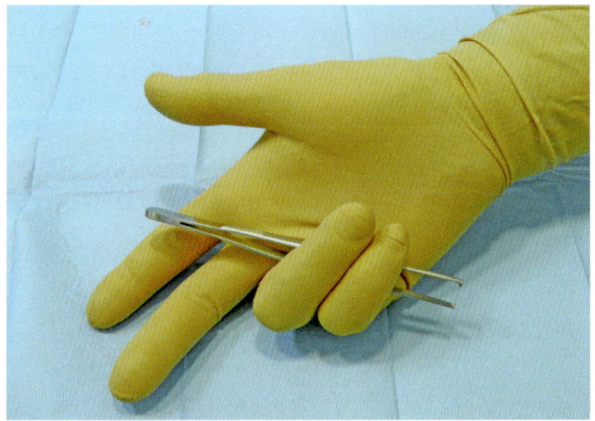

Figura 10. Posición
de las pinzas
mientras no se
utilizan.

Si bien se ahorraría tiempo atravesando ambos lados de la herida en un mismo movimiento de la aguja, si se hace por separado, los bordes de la herida se afrontarán con mayor seguridad y precisión. La aguja puede extraerse del tejido con las pinzas tisulares o con el portagujas. En función del tipo de pinza tisular que se utilice, será más o menos apropiada utilizarla para la extracción de la aguja.

Tipos de pinzas

Pinzas de disección estándar

Posee las ramas elásticas con hendiduras transversales en la zona media para un agarre más firme (fig. 11). Sus extremos son redondeados. En la punta presenta estrías transversales para facilitar la sujeción de tejidos con el menor trauma posible.

Pinzas de disección con dientes

Son similares a las anteriores. Se diferencian de las pinzas de disección estándar en la punta, que en lugar de ser estriada tiene un diente en un extremo que encaja en otros dos situados en el otro extremo de la rama (fig. 12). Con esta pinza se puede realizar una sujeción más firme de los tejidos.

Pinzas Adson

Son pinzas de menor tamaño que las de disección. Desde la zona de unión, se ensanchan progresivamente hacia la zona distal y en la punta se estrechan. Las ramas pueden acabar con estrías o con diente (fig. 13).

Pinzas Adson Brown

Son pinzas idénticas a las Adson salvo en la punta, la cual tiene una forma serrada para aumentar la sujeción.

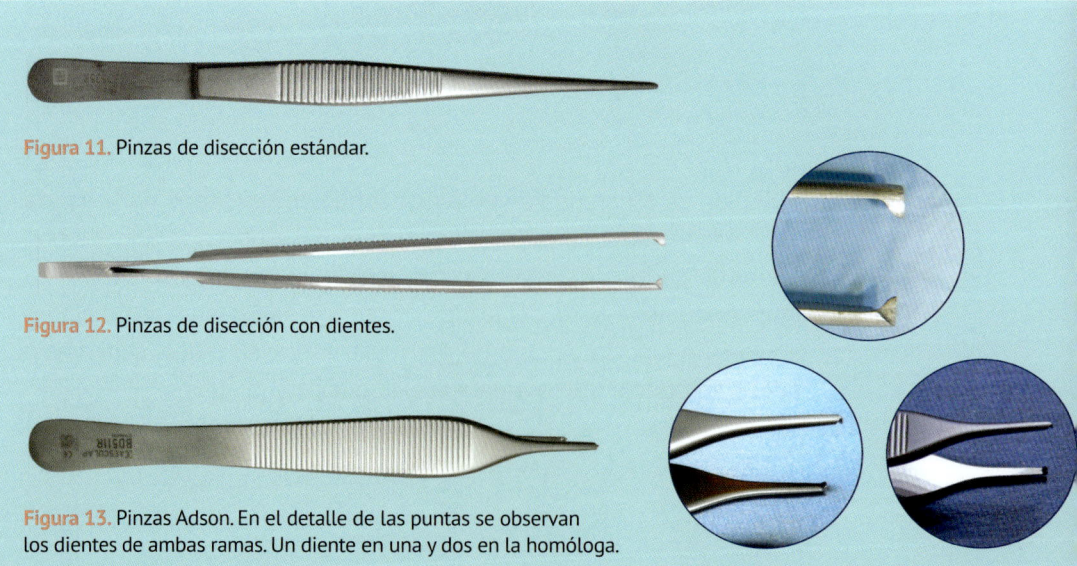

Figura 11. Pinzas de disección estándar.

Figura 12. Pinzas de disección con dientes.

Figura 13. Pinzas Adson. En el detalle de las puntas se observan los dientes de ambas ramas. Un diente en una y dos en la homóloga.

Tipos de tijeras

Tijeras para quitar puntos

Se trata de instrumental cuya única función es retirar los puntos de sutura una vez ha cicatrizado la herida. Las hay de varios tamaños y su forma es la de una tijera recta convencional de puntas redondeadas, con la salvedad de que en una de sus hojas tiene una hendidura en forma de media luna que permite cortar con mayor facilidad la sutura realizada.

Tijera quitapuntos Spencer

Tienen un tamaño aproximado de 9-11 cm, tiene ramas finas que se utilizan para retirar suturas de pequeño calibre, para las que se necesita una mayor precisión (fig. 14).

Tijera quitapuntos Littauer

Son de mayor tamaño y mayor grosor que las anteriores (fig. 15).

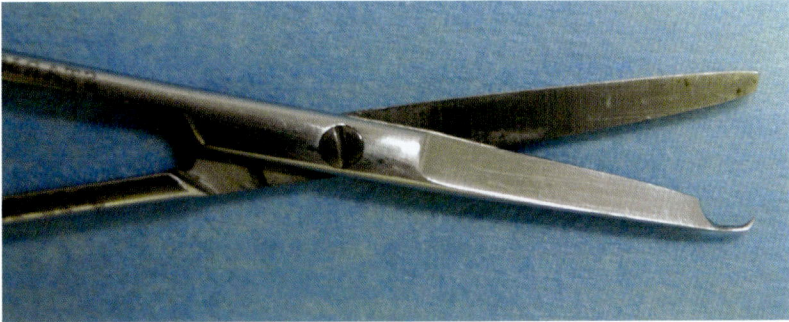

Figura 14. Tijera quitapuntos Spencer. La hendidura evita que la sutura se deslice mientras se realiza el corte.

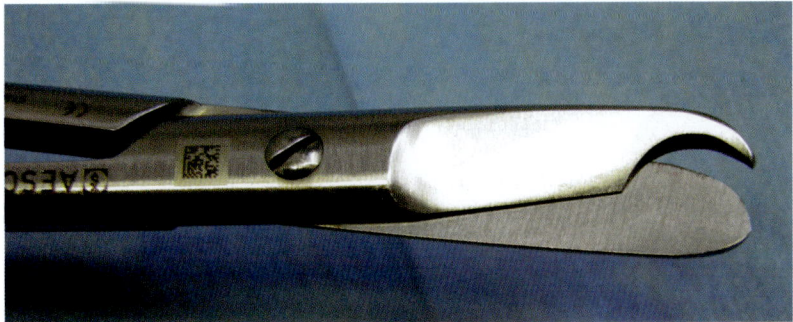

Figura 15. Tijera quitapuntos Littauer. Es una tijera más robusta que la tijera Spencer. Se utiliza para retirar suturas de mayor calibre.

Tijeras para cortar puntos

Para realizar el corte de la sutura se deben utilizar tijeras diferentes a las que se utilizan para la disección, ya que el corte del material de sutura desgasta más la tijera que los tejidos. Se pueden clasificar en función de sus puntas y su curvatura (figs. 16-20).

En general se utilizan las tijeras rectas para cortes más superficiales y con buena visibilidad y las tijeras curvas para cortes en cavidades o en zonas de acceso más difícil y menor visibilidad.

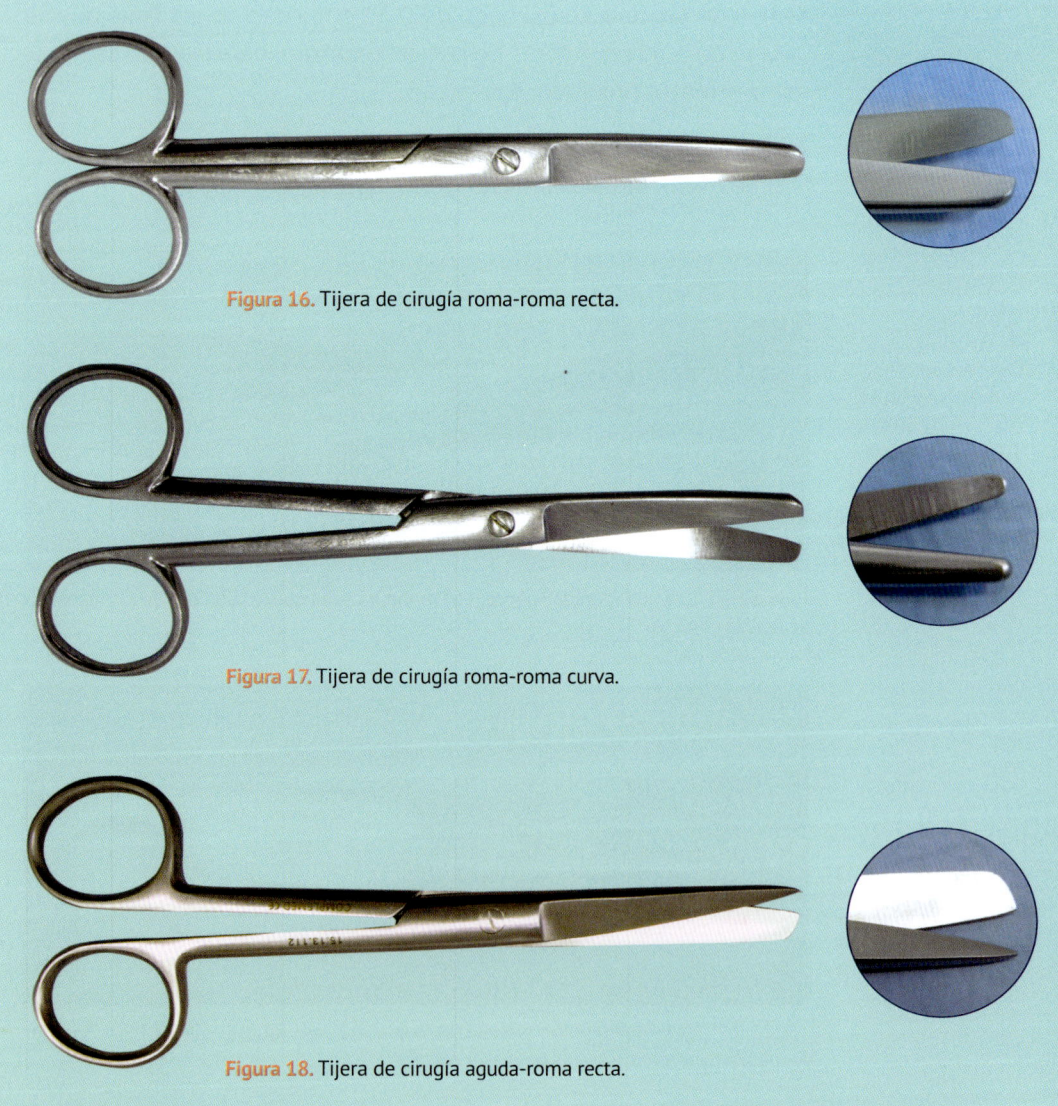

Figura 16. Tijera de cirugía roma-roma recta.

Figura 17. Tijera de cirugía roma-roma curva.

Figura 18. Tijera de cirugía aguda-roma recta.

Las tijeras de punta aguda permiten un corte más preciso, pero hay que tener en cuenta que son más traumáticas que las romas y es preciso considerar su uso en función de la localización de la sutura.

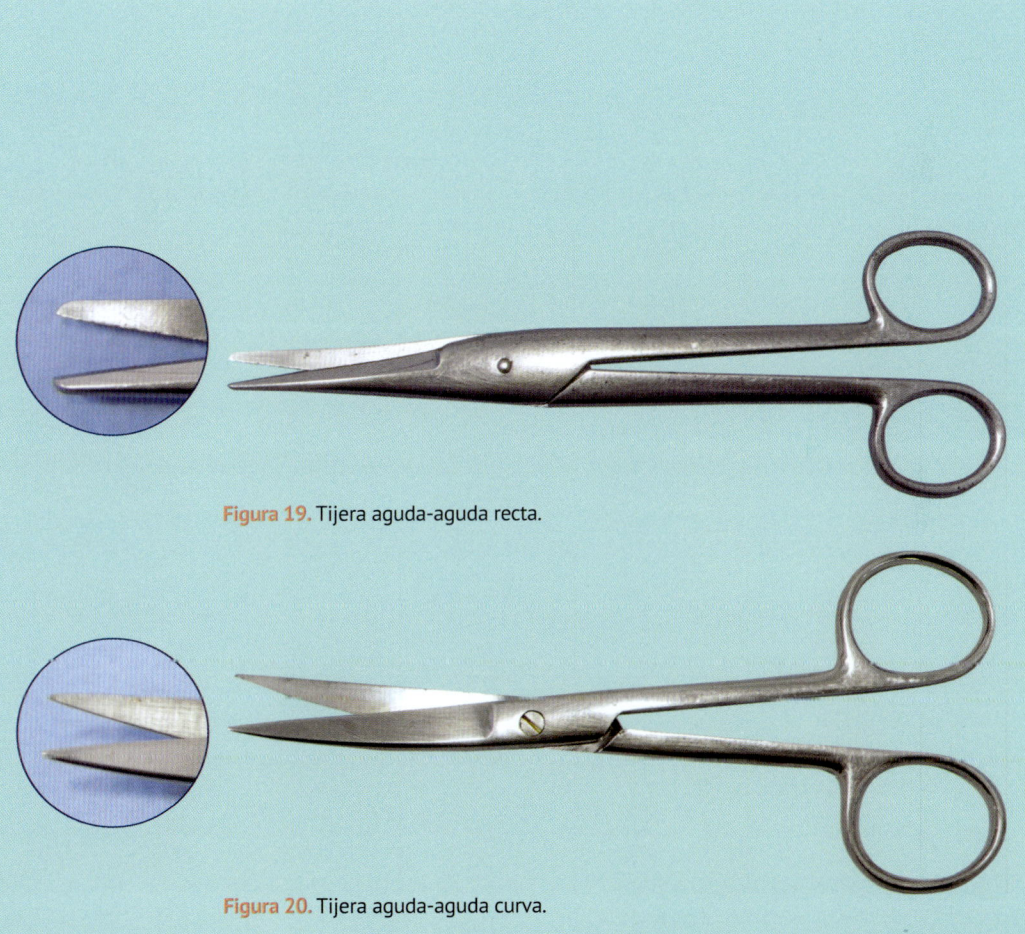

Figura 19. Tijera aguda-aguda recta.

Figura 20. Tijera aguda-aguda curva.

3

Hilos de sutura

Como ya se ha visto anteriormente, dependiendo de su origen, comportamiento y estructura los diferentes hilos de sutura tendrán unas propiedades mecánicas (físicas), químicas o biológicas determinadas, que serán apropiadas para la sutura o ligadura de un determinado tejido.

Características

El distinto comportamiento de los hilos de sutura dependerá de unas características mecánicas y biológicas que determinan su uso en los distintos tejidos y actos quirúrgicos.

Características mecánicas

Nos indican tanto su tamaño o diámetro, como su resistencia a la tracción, flexibilidad (de suma importancia en el anudado), capilaridad y superficie (trenzado o monofilamento); así como la deformación tanto longitudinal como diametral y el trabajo de rotura o fuerza que llega a resistir la sutura antes de romperse.

Calibre y fuerza tensora de la sutura

El calibre del material de sutura indica el diámetro del mismo. Se representa numéricamente. Así, a medida que el número de ceros aumenta, el diámetro de la hebra disminuye. Por ejemplo: el tamaño 6/0, o 000000, es más pequeño que el 5/0, o 00000. A menor tamaño, menor fuerza tensora de la sutura.

La resistencia del tejido en el que se va a utilizar la sutura determina el calibre y la fuerza tensora del material de la misma. Por regla general, los cirujanos utilizan una sutura cuya fuerza tensora no exceda la resistencia a la rotura del propio tejido. Asimismo, los cirujanos veterinarios tienden a usar el menor diámetro de hilo que mantenga adecuadamente el tejido reparado.

A la hora de elegir una sutura, tendremos en cuenta que los materiales monofilamento se elongan, mientras que los hilos trenzados no. Como ejemplo, se puede mencionar la pesca deportiva con sedal a grandes profundidades. En esta modalidad, cuando se utiliza un hilo trenzado, se nota perfectamente cuando un pez pica, mientras que con un monofilamento no se percibe prácticamente nada.

Resistencia a la tracción y tenacidad

La **resistencia** es la expresión que designa la máxima fuerza que puede soportar un hilo de sutura sometido a un esfuerzo longitudinal.

La **tenacidad** de un determinado material de sutura no depende solo de su estructura química, sino también del grado de orientación y compactación que presenten sus cadenas macromoleculares.

Las fibras presentan dos tipos de zonas:
- **Zonas cristalinas:** en las que las cadenas macromoleculares están mayoritariamente orientadas en dirección longitudinal.
- **Zonas amorfas:** de baja ordenación de las cadenas, situándose estas en todas las direcciones del espacio.

Para lograr una mayor resistencia a la tracción, es deseable que exista un elevado número de zonas cristalinas, si bien eso conlleva un aumento de la rigidez y fragilidad.

Un buen material de sutura deberá tener una proporción óptima entre las zonas cristalinas y las amorfas, con el fin de obtener una tenacidad suficiente y que al mismo tiempo facilite la manipulación y el anudado por parte del veterinario.

Para un mismo material de sutura, el grado de resistencia a la tracción depende del calibre del hilo, aumentando conforme lo hace este.

Flexibilidad

La flexibilidad define la facilidad de manipulación y realización de nudos que presenta un determinado hilo. El grado de flexibilidad dependerá de la resistencia a la flexión y a la torsión que presente el material.

La flexibilidad en un material de sutura dependerá de los siguientes factores:

- **Factores estructurales:** definidos por la proporción de zonas amorfas o de baja ordenación que existan en sus fibras.
- **Calibre:** la flexibilidad disminuye al aumentar el calibre.
- **Forma de presentación:** los multifilamentos, a igualdad de diámetro, son en general más fáciles de manejar que los monofilamentos, especialmente en el caso de presentar calibres gruesos.
- **Líquidos conservadores:** el cátgut es un material de elevada rigidez, por lo que se suele envasar en un líquido conservador formado por una mezcla de alcoholes isopropílico y etílico, glicerina y una pequeña porción de agua, para aumentar así su flexibilidad. Hoy en día casi todas las presentaciones de cátgut son en seco, sometidas a diferentes tratamientos flexibilizantes que aumentan esta propiedad.

Superficie y capilaridad

La textura de un hilo varía considerablemente según sea monofilamento, torcido o trenzado. La posibilidad de deslizamiento de los nudos es mayor en los hilos monofilamento debido a que el rozamiento de su superficie lisa es menor que para los multifilamento torcidos o trenzados.

Por su parte, los trenzados producen un mayor traumatismo al atravesar los tejidos que el monofilamento, y además poseen una gran capilaridad, lo que hace que se pueda desplazar líquido a través de ellos.

Con el objeto de lograr una superficie menos traumática y minimizar el efecto de la capilaridad, los hilos multifilamento son tratados con sustancias hidrófobas como silicona, cera, teflón, polibutilato, etc.

Deformación

Cuando un hilo se somete a un esfuerzo longitudinal, se producen los siguientes tipos de deformaciones:

- **Deformación longitudinal:** diferencia entre la longitud del hilo sometido al esfuerzo y la longitud inicial del mismo.
- **Contracción del calibre:** diferencia entre el calibre inicial y el del hilo sometido al esfuerzo. Si la deformación desaparece cuando cesa de actuar la fuerza que la produce, decimos que el hilo se comporta elásticamente.

Trabajo de rotura

El trabajo de rotura mide la capacidad de un hilo de sutura para soportar una agresión repentina de una energía determinada. Si esta energía supera el valor del trabajo de rotura, el hilo se romperá.

Para elegir un material de sutura desde el punto de vista de sus propiedades mecánicas conviene no fijarse solo en su resistencia a la tracción, sino en todas las características citadas anteriormente. Por ejemplo, en el caso de una herida con edema, la sutura estará estirada según el grado de inflamación que presente. Si la deformación del hilo de sutura supera el límite de elasticidad del material, cuando desaparezca el edema, la sutura no será capaz de mantener afrontados los bordes de la herida debido a la deformación permanente que le ha producido la inflamación.

> Por norma general, utilizaremos un hilo cuyas características mecánicas sean lo más similares posible a las del tejido que se sutura.

Así, en tejidos con gran capacidad de elongación como la piel, es aconsejable utilizar polipropileno monofilamento, mientras que en tejidos con reducida elongación, como hueso y tendones, resulta más indicado el uso de materiales como el acero.

Propiedades biológicas

Las características biológicas juegan un papel determinante en las suturas, tanto para evitar posibles infecciones como reacciones no deseadas en los diferentes tejidos.

Adherencia bacteriana

Este parámetro varía en función de la configuración física y química del material de sutura. En general, la adherencia bacteriana de los hilos monofilamento, dada su superficie lisa, es menor que en los multifilamento, que presentan rugosidad en su superficie y fenómenos de capilaridad.

La penetración de bacterias en los intersticios existentes entre las diferentes fibrillas que forman el trenzado, hace que estas queden a salvo de la acción de los macrófagos, favoreciéndose así el desarrollo de la infección.

Debido a la relación existente entre la adherencia bacteriana y el desarrollo de infecciones en heridas, es importante que, al suturar heridas contaminadas, seleccionemos el hilo de acuerdo con el grado de adherencia bacteriana que posee.

Reacción tisular

La inclusión de un material de sutura en un tejido puede generar una respuesta inflamatoria en el mismo, según el grado de incompatibilidad existente entre ambos. Esta reacción de cuerpo extraño se produce en función de factores físicos, químicos e histológicos:

- **Factores físicos:** cantidad de hilo de sutura implantada en el tejido, teniendo en cuenta tanto la longitud como su calibre, así como la estructura externa del mismo y su efecto de rozamiento.
- **Factores químicos:** la propia estructura química del material y también la composición de los tintes, lubricantes y conservantes que integran el hilo.
- **Factores histológicos:** cada tejido reacciona de forma diferente ante un cuerpo extraño, o lo que es lo mismo, ante diferentes hilos de sutura. Su reacción dependerá única y exclusivamente del material empleado en la sutura o ligadura.

Absorción

Determinados hilos presentan la propiedad de ser absorbidos en los tejidos donde se encuentran implantados, lo que evita la necesidad de tener que retirar los puntos de sutura cuando ya han cumplido su misión y la herida se ha consolidado.

Durante el proceso de absorción, el hilo va perdiendo paulatinamente su resistencia inicial, hasta que esta llega a tener un valor cero. Sin embargo, una vez alcanzado este valor, pueden quedar restos de material que serán absorbidos posteriormente. Cada sutura absorbible presenta, según su composición, un tiempo mínimo de absorción, que es el tiempo transcurrido entre la implantación del hilo en un determinado tejido hasta el comienzo de su proceso de degradación. Esta degradación puede ser enzimática y por fagocitosis como en el cátgut, o bien por hidrólisis como en los materiales de sutura sintéticos absorbibles.

Existen varios parámetros relacionados con la absorción que son fundamentales para la elección del hilo de sutura:

- **Resistencia a la tracción en el nudo inicial:** aquella que presenta el hilo de sutura en el momento de extraerlo del envase e implantarlo en la herida.
- **Periodo de resistencia útil:** tiempo durante el cual el hilo de sutura mantiene entre el 50 % y el 35 % de su resistencia inicial y se considera capaz de mantener los bordes de la herida unidos con seguridad.
- **Tiempo que necesita para alcanzar la resistencia 0:** algunos fabricantes de sutura lo denominan resistencia tensora, y es el tiempo que la sutura absorbible, una vez implantada, necesita para alcanzar la resistencia 0. Desde el periodo de resistencia útil hasta que alcanza la resistencia 0 la sutura carece de fiabilidad. Por eso, el dato importante para el cirujano es el periodo de resistencia útil.
- **Periodo de absorción:** es el tiempo que necesita la sutura absorbible para desaparecer totalmente del organismo.

La resistencia tensora y la proporción de absorción son fenómenos distintos. Una sutura puede perder la resistencia útil rápidamente pero ser absorbida lentamente, o mantener la resistencia útil adecuada a lo largo del periodo de cicatrización de la herida y a continuación presentar una rápida absorción.

Descripción de los hilos de sutura más habituales

Cátgut

Es una sutura natural absorbible formada por fibras procesadas de colágeno altamente purificado, procedentes de la capa submucosa del intestino delgado de ovino, o de la capa serosa del intestino delgado de vacuno. Puede ser simple o crómica.

Es una sutura multifilamento torcida, compuesta por varias partes ligeramente retorcidas, trabajadas a máquina y pulidas de modo que el cátgut pueda ofrecer una superficie relativamente suave y un diámetro determinado, que lo asemeje a un monofilamento (fig. 1).

Se esteriliza por radiación gamma. La absorción del cátgut posterior a la implantación se produce por un doble mecanismo que básicamente implica a los macrófagos. En primer lugar, la rotura de los lazos moleculares debida a la actividad hidrolítica y colagenolítica conduce a una pérdida de la resistencia a la tracción. En segundo lugar, la digestión y la absorción por parte de las enzimas proteolíticas se desarrolla durante las últimas etapas de la implantación.

Su porcentaje de colágeno, aproximadamente del 98 %, determina su fuerza tensora y su capacidad para ser absorbido por el cuerpo sin reacción adversa. Ya el sexto día del posoperatorio se ha absorbido aproximadamente 1/3 del mismo, llegando a los 2/3 el octavo día. El tiempo mínimo de absorción es de unos 10 días, aunque normalmente se requieren entre 14 y 16 para que hilo alcance su resistencia útil. Por ello, utilizaremos el cátgut en tejidos de rápida cicatrización y siempre sin tensión en la herida. La absorción es completa a los 70 días de la implantación.

Los calibres menores causan menor reacción tisular. La resistencia, a igualdad de calibre, es la misma en el cátgut simple y en el crómico. Las concentraciones excesivas de cromo en el cátgut pueden determinar que la absorción de la sutura se ralentice en exceso.

En general este tipo de sutura tiene buenas cualidades para la manipulación. Sin embargo, cuando se moja llega a hincharse y se debilita, disminuyendo considerablemente la seguridad del anudado. Actualmente, casi todo el cátgut viene envasado en seco y tratado con diversos componentes que lo humidifican para favorecer su manipulación.

El uso más frecuente del cátgut será en tejidos con poca resistencia y suturas sin tensión. Se aplica en estómago, intestino, vías biliares, vías urinarias, útero, mucosas, ligadura de vasos sanguíneos y sutura del tejido graso subcutáneo.

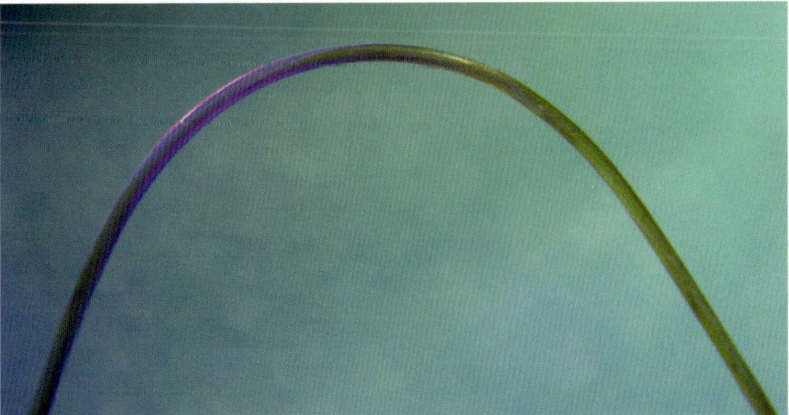

Figura 1. Hilo de sutura de cátgut.

Ácido poliglicólico

Es el poliéster alifático lineal más simple. Se utilizó para desarrollar la primera sutura sintética totalmente absorbible. Es un polímero del ácido glicólico o hidroxiacético. Se presenta como una sutura multifilamento recubierta por un copolímero absorbible, que le resta efecto traumático en su paso a través de los tejidos y disminuye la capilaridad, lo que mejora sus propiedades de manejo y resistencia (fig. 2).

Se degrada por hidrólisis química en el organismo y presenta, a diferencia de la poliglactina 910, una mayor resistencia a la tensión en medio ácido que en medio alcalino. La reacción tisular que genera es mínima, aunque en ocasiones pueden presentarse intolerancias. Mantiene al menos la mitad de su resistencia pasados 15 días y se absorbe completamente a los 120 días.

Las suturas de ácido poliglicólico se encuentran disponibles en hilos trenzados teñidos en verde o violeta, o en fibra natural sin teñir en los calibres más pequeños, con gran variedad de calibres y longitudes, con o sin aguja.

Resulta indicado en suturas gastrointestinales, aponeurosis y fascias, cirugía ginecológica, reparación y cierre muscular (excepto en hernias o eventraciones), vías urinarias, subcutáneo, cavidad oral y ligaduras de vasos en general.

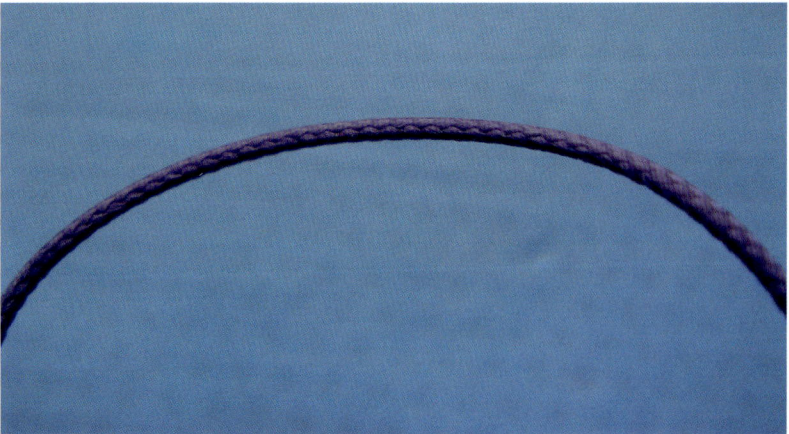

Figura 2. Hilo de sutura de ácido poliglicólico y láctico trenzado. La sutura está tintada de azul-violeta.

Ácido poliglicólico de bajo peso molecular

Sutura de origen sintético, es un polímero del ácido glicólico de bajo peso molecular. Se presenta como una sutura multifilamento recubierta por una sustancia absorbible que reduce su efecto traumático en el paso a través de los tejidos y minimiza la capilaridad.

Se degrada por hidrólisis química en el organismo y presenta, a diferencia de la poliglactina 910, una mayor resistencia a la tensión en medio ácido que en medio alcalino. La reacción tisular es mínima.

Mantiene, al menos, la mitad de su resistencia a los 7 días, siendo su absorción completa a los 42 días.

Las suturas de ácido poliglicólico de bajo peso molecular se encuentran disponibles en hilos trenzados teñidos en verde o incoloros (fig. 3), con gran variedad de calibres y longitudes, con o sin aguja.

Se utiliza en cirugía ginecológica, tejido subcutáneo, cavidad oral, oftalmología y para realizar ligaduras.

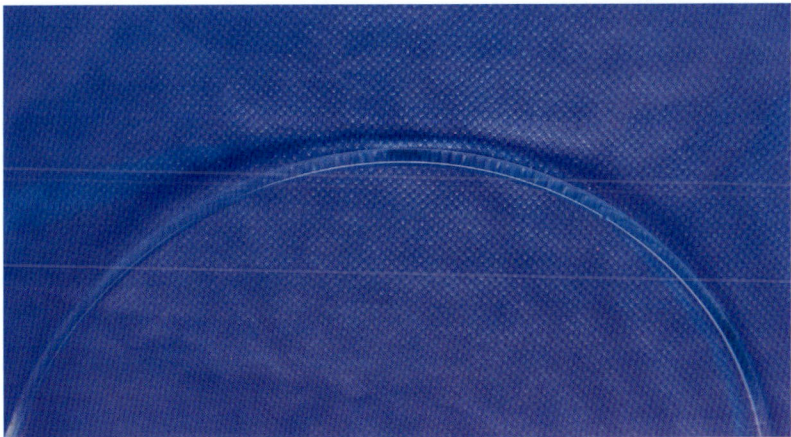

Figura 3. Derivado de ácido poliglicólico incoloro.

Poliglactina 910

Es una sutura de origen sintético y multifilamento (fig. 4). El revestimiento de la hebra es una combinación a partes iguales de copolímeros de ácido láctico y glicólico más estearato de calcio. Como resultado de esta combinación se obtiene un lubricante absorbible.

Presenta una resistencia máxima a pH fisiológico. A los 14 días de la implantación, aproximadamente el 65 % de la fuerza tensora de la poliglactina 910 permanece. La absorción es mínima hasta los 40 días y es prácticamente completa entre los días 56 y 70, según el calibre utilizado.

Los ácidos lácticos y glicólicos son fácilmente eliminados por el cuerpo, principalmente por la orina. No ha sido establecida su efectividad y seguridad en el tejido neural y cardiovascular.

Las suturas de poliglactina 910 se encuentran disponibles en hilos trenzados teñidos de violeta o bien como fibra natural sin teñir en calibres menores, con una gran variedad de calibres y agujas.

Este material está indicado en las suturas gastrointestinales, aponeurosis y fascias, cirugía ginecológica, reparación y cierre muscular (excepto hernias o eventraciones), vías urinarias, subcutáneo, cavidad oral y ligaduras de vasos en general.

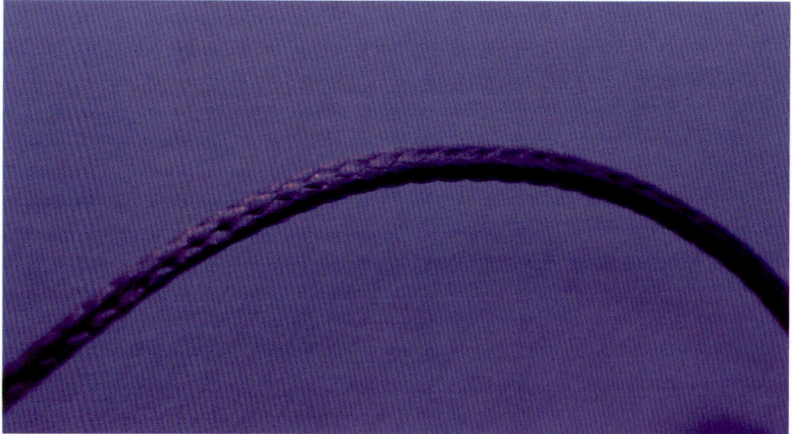

Figura 4. Hilo de sutura trenzado de poliglactina 910 tintado de violeta.

Poliglactina 910 de bajo peso molecular

De origen sintético y multifilamento (fig. 5), es un copolímero de glicólida (90 %) y láctida (10 %) y está recubierto con una mezcla al 50 % de poliglactina 370 (35 % de glicólida y 65 % de láctida) y estearato cálcico. Como resultado de esta combinación se obtiene un lubricante más absorbible.

Presenta una resistencia máxima a pH fisiológico. A los 7 días de la implantación, aproximadamente el 30 % de la fuerza tensora de la poliglactina 910 de bajo peso molecular permanece. Proporciona soporte a la herida durante 10-12 días y se absorbe hacia los 42 días. La reacción tisular que genera es mínima y los productos de su degradación se eliminan fácilmente del organismo, principalmente por la orina.

Este tipo de sutura se encuentra disponible en hilos trenzados teñidos de color violeta o como fibra natural sin teñir en una gran variedad de longitudes y agujas.

Sus usos habituales son cirugía ginecológica, tejido subcutáneo, cavidad oral, oftalmología y ligaduras.

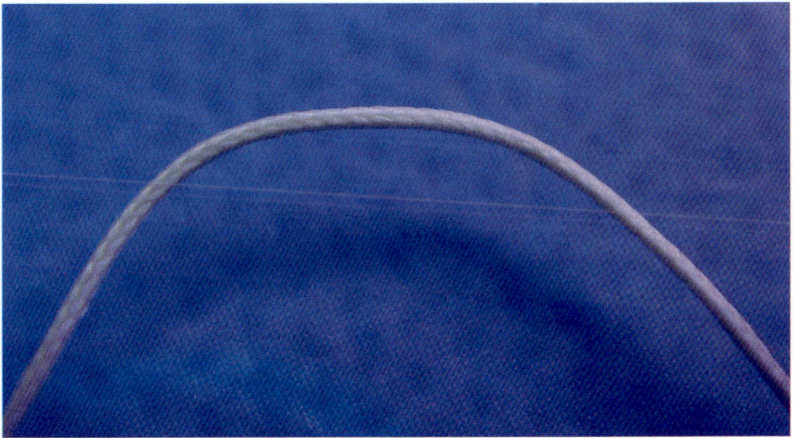

Figura 5. Hilo de poliglactina 910 de bajo peso molecular trenzado blanco.

Polidioxanona

Es una sutura de origen sintético y monofilamento compuesta de un polímero de poliéster. Es un único hilo absorbible que combina las características de suavidad y flexibilidad con un extenso soporte de la herida superior a seis semanas, dos veces más prolongado que otras suturas sintéticas absorbibles.

Como es un material monofilamento de última generación, posee una gran seguridad en el anudado. Provoca una ligera reacción tisular y tiene baja afinidad por los microorganismos y muy baja capilaridad. Se absorbe por hidrólisis entre los 90 días y los 6 meses. Las suturas de este material se encuentran disponibles incoloras o teñidas de violeta.

La polidioxanona es idónea para la aproximación de tejidos suaves como el cardiovascular, el ginecológico, el oftálmico y el digestivo (fig. 6).

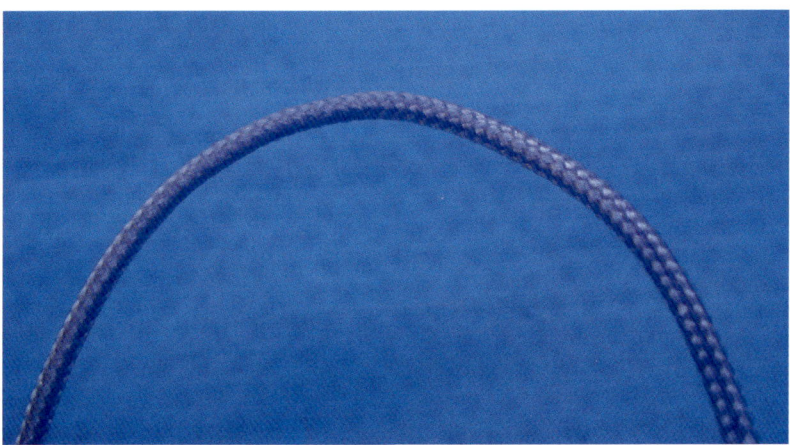

Figura 6. Hilo de sutura trenzado de polidioxanona. Este tipo de cordón es poco común actualmente. Se utiliza para suturar órganos parenquimatosos, como el bazo o el hígado.

Policarbonato de trimetileno

Es una sutura de origen sintético, monofilamento absorbible, formada por un copolímero de ácido glicólico y trimetilencarbonato preparados por polimerización catiónica de la mezcla de los monómeros. Tiene una flexibilidad aceptable y un buen anudado. Es de las primeras generaciones de sutura monofilamento con una manejabilidad y anudado característicos. El material presenta una mínima absorción durante el proceso de cicatrización y desaparece por completo de los tejidos en 6-7 meses, con una mínima reacción tisular. Posee un anudado seguro, gran resistencia tensora (60 días) y un tiempo de absorción elevado (180 días).

Al igual que la polidioxanona, resulta indicado para la aproximación de tejidos suaves, entre los que se incluyen los tejidos cardiovascular, ginecológico, oftálmico y digestivo.

Poliglecaprona 25

Es de origen sintético, monofilamento y absorbible. Se trata de un copolímero de glicólida y ε-caprolactona. Esta sutura monofilamento proporciona una flexibilidad superior para un fácil manejo y anudado. Es prácticamente inerte en el tejido y se absorbe por hidrólisis entre los 91 y 119 días (fig. 7).

Se recomienda su utilización en las intervenciones que requieren una fuerza tensora inicial alta hasta dos semanas después de la intervención. Ello incluye el cierre subepidérmico y la aproximación y ligadura de tejidos suaves (excepto en los tejidos neural, cardiovascular y oftálmico y en microcirugía).

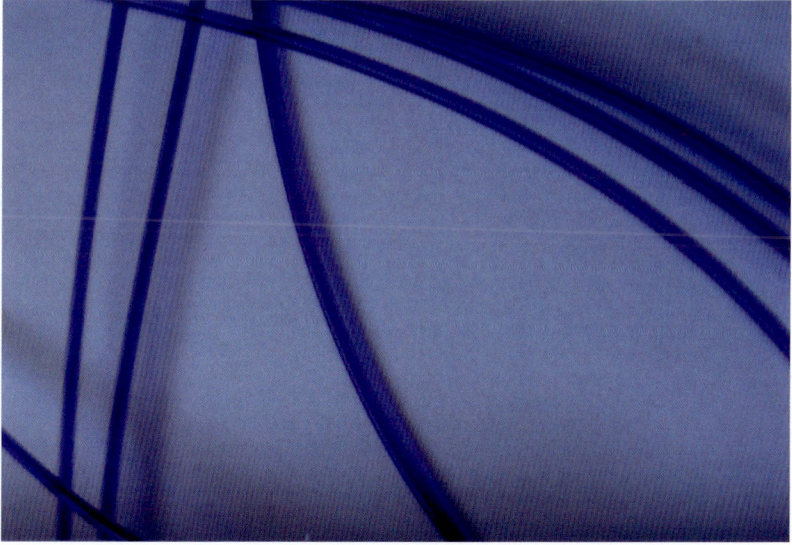

Figura 7. Sutura monofilamento de poliglecaprona tintada en violeta.

Gliconato

Sutura de origen sintético absorbible y monofilamento sin recubrimiento, formada por un 72 % de glicó-lido, un 14 % de trimetilencarbonato y un 14 % de ε-caprolactona (fig. 8).

Se absorbe por hidrólisis, conserva el 50 % de su tensión inicial después de 14 días y es absorbida en su totalidad entre los 60 y 90 días. Es de elevada resistencia tensora y de anudado seguro, totalmente biocompatible y prácticamente inerte en el tejido. Se presenta en diferentes calibres y agujas y está teñida de color violeta.

Se recomienda en las intervenciones que requieren una fuerza tensora inicial alta, la cual disminuye dos semanas después de la intervención. Esto incluye el cierre subepidérmico y la aproximación y ligadura de tejidos suaves (excepto en los tejidos neural, cardiovascular y oftálmico y en microcirugía). Está indicada también en el tracto urinario, las anastomosis entéricas (fig. 9), las vías biliares y en suturas intradérmicas.

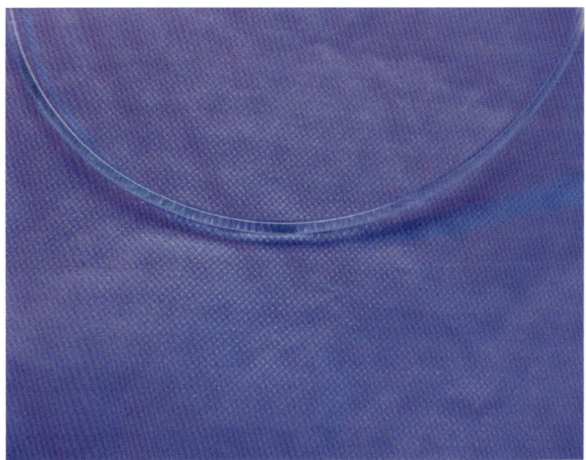

Figura 8. Hilo de sutura monofilamento de gliconato incoloro.

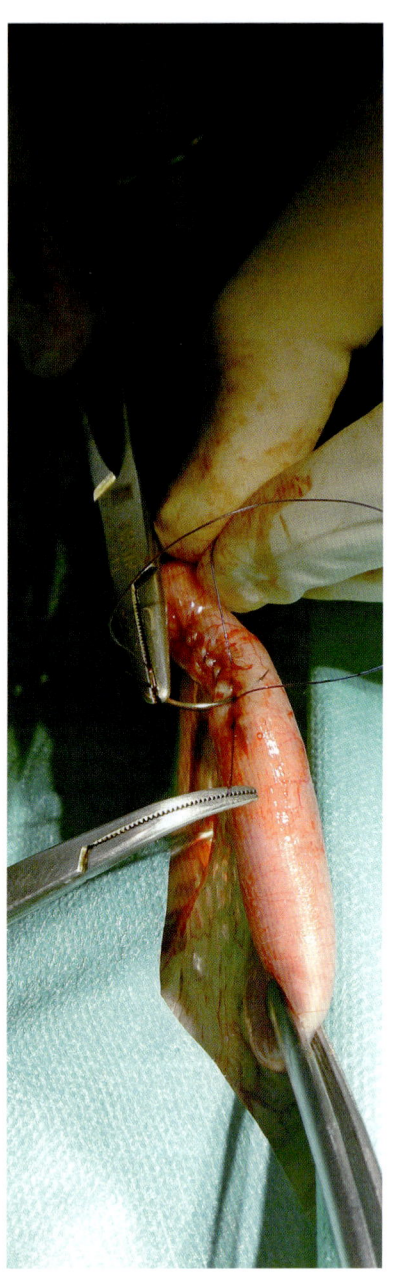

Figura 9. Sutura intestinal realizada con gliconato.

Acero inoxidable quirúrgico

Es una sutura de origen sintético, no absorbible, monofilamento o multifilamento trenzada. Se trata de una aleación de hierro y carbono, así como de otros metales como el cromo o níquel, dependiendo de los diferentes tipos de acero (fig. 10). Es una sutura de gran histocompatibilidad, pues apenas provoca respuesta tisular, que se presenta en forma de monofilamento o multifilamento trenzado. Las principales características de estas suturas incluyen la ausencia de elementos tóxicos, de flexibilidad y un calibre pequeño de los hilos. Es una sutura de elevada fuerza tensora, baja reacción tisular que soporta bien el anudado (mejor en la variedad multifilamento trenzado). Son suturas de difícil manejo, porque al menor descuido forman bucles que dejan marca en el hilo, lo que da lugar a un punto de menor resistencia.

Estas suturas no deben utilizarse cuando se ha implantado una prótesis de otra aleación, ya que puede provocar una reacción electrolítica.

Se aplican donde se necesite una sutura de gran resistencia a la tracción, como es el caso del cierre de la pared abdominal, en el esternón, en la piel y en una gran variedad de procedimientos ortopédicos y neuroquirúrgicos.

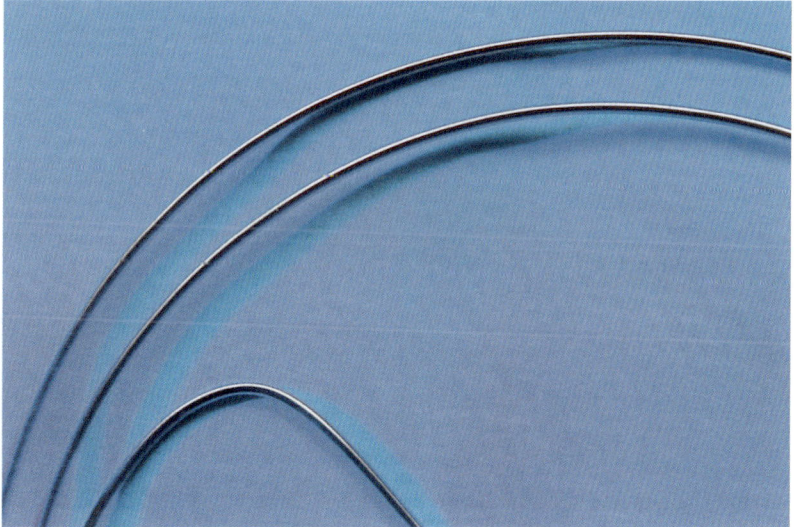

Figura 10. Sutura de acero inoxidable.

Seda

Sutura de origen natural multifilamento no absorbible (fig. 11). La seda en bruto es hilada en un filamento continuo por la larva del gusano de seda (*Bombyx mori*) para hacer su capullo. Básicamente es una proteína que se presenta como un hilo trenzado o torcido, desengomado, sin decolorar y que puede teñirse de negro con colorante de hulla. Al tratarse de una proteína, puede comportarse como un antígeno y dar lugar a respuestas inmunológicas. Además presenta una gran capilaridad, por lo que se desaconseja su uso en presencia de infección. Para minimizar esto, las sedas se tratan con cera o silicona para disminuir la capilaridad, aumentar la ductilidad y reducir la reacción tisular.

La seda es muy manejable, de anudado seguro y de buena fuerza tensora, si bien esta disminuye cuando se expone a la humedad.

Los estudios realizados *in vivo* a largo plazo muestran que la seda pierde la mayoría o la totalidad de su fuerza tensora aproximadamente en un año, y no se detecta en los tejidos a los dos años. Esto demuestra que, en realidad, se comporta como una sutura de absorción muy lenta. No obstante, es clasificada por la Farmacopea Americana (UPS) como una sutura no absorbible.

Se utiliza en piel, anastomosis vasculares y arteriotomías. Puede usarse en ligaduras, neurocirugía, oftalmología y en el aparato digestivo.

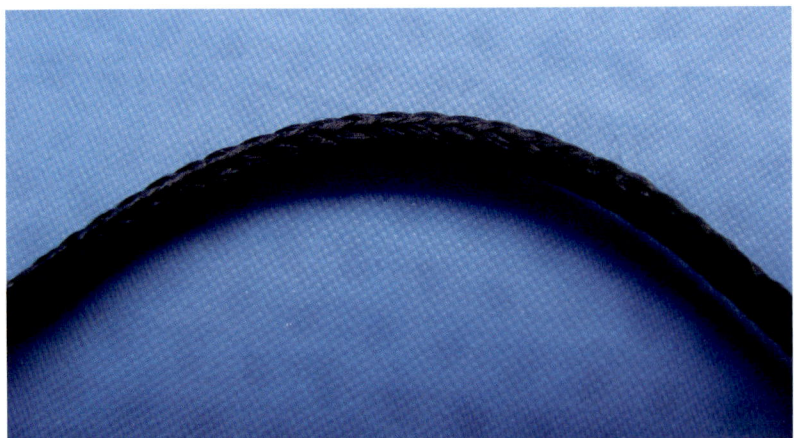

Figura 11. Hilo de sutura de seda trenzada.

Lino

De origen natural, no absorbible y multifilamento, procede de las fibras que se deshilachan del tallo maduro de la planta del lino (*Linum usitatissimum*), unidas por torsión y sometidas a un tratamiento anticapilar (fig. 12). A diferencia de otros materiales como la seda trenzada, no presenta un diámetro homogéneo en toda su longitud, si bien posee una elevada resistencia a la tracción, especialmente cuando está humedecido. Los nudos no se deslizan, manteniéndose firmes.

Está indicado para suturar heridas en las que se precise un material de elevada resistencia y larga permanencia en el lugar, como en el caso de la piel o las suturas gástricas.

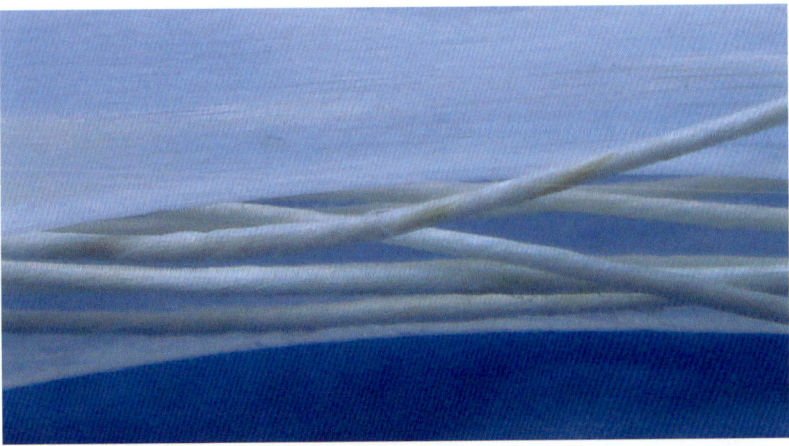

Figura 12. Hilo de sutura de lino.

Nailon

Es una sutura sintética no absorbible, monofilamento y multifilamento (fig. 13). Es un polímero de poliamida obtenido por síntesis química. Debido a su elasticidad, presenta una buena adaptación para la retención y el cierre de la piel. Puede ser incolora o teñida para lograr una mayor visibilidad. Podemos encontrar nailon monofilamento o trenzado:

- El nailon monofilamento se caracteriza por una alta fuerza tensora y una baja reacción tisular. En vivo se degrada en una proporción del 15 % al 20 % por hidrólisis. Al estirarlo tiene tendencia a volver a su estado original una vez finalizada la fuerza aplicada sobre el mismo (efecto memoria). Por esta razón, requiere un mayor número de lazadas que el nailon trenzado.

- El nailon trenzado está compuesto de filamentos fuertemente trenzados y, en algunos casos, recubiertos para mejorar las características de manejo. Puede utilizarse en todos aquellos tejidos en los que las suturas multifilamento no absorbibles sean aceptadas. Las suturas de nailon trenzado pierden por hidrólisis generalmente entre el 15 % y el 20 % de su fuerza tensora cada año.

El uso de nailon está indicado en piel (fig. 14), aponeurosis, pared abdominal, ligamento capsular y suturas tendinosas, así como en microcirugía y oftalmología.

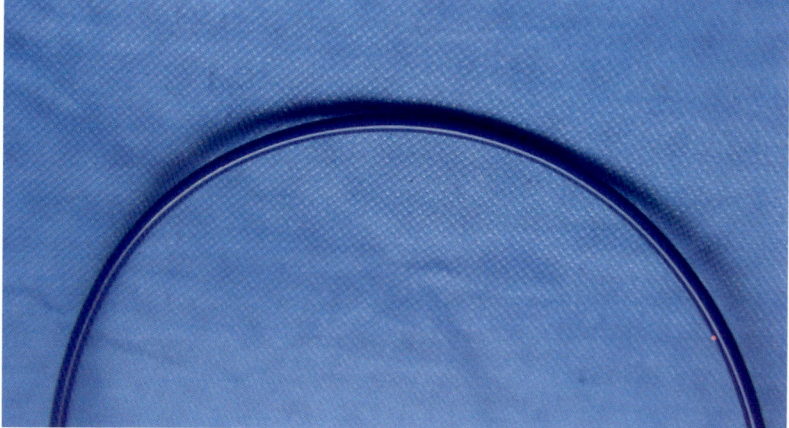

Figura 13. Hilo de sutura de nailon tintado de azul.

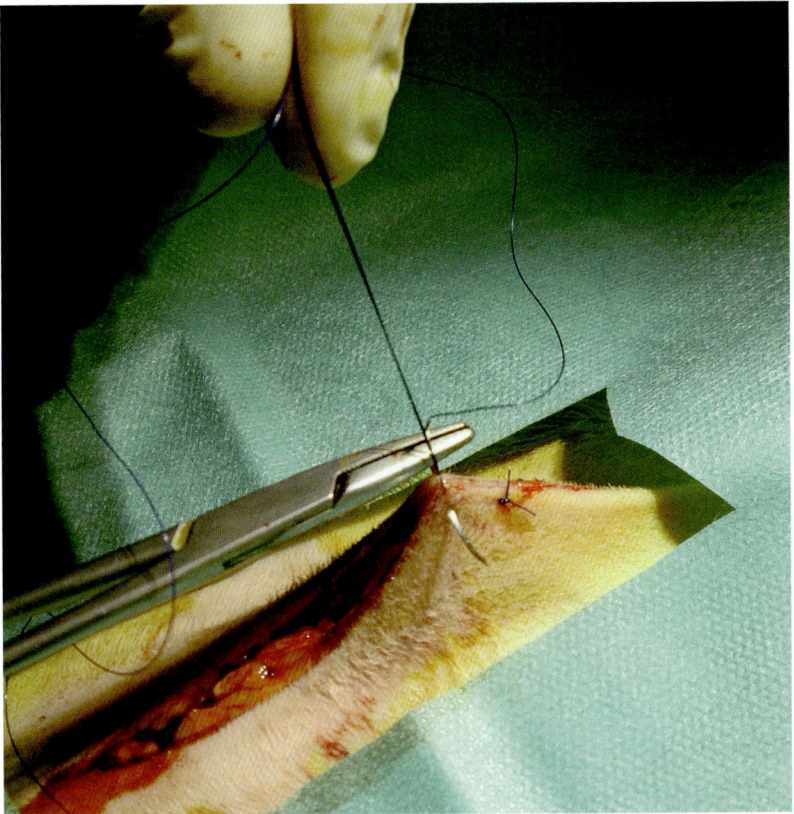

Figura 14. Sutura cutánea realizada con nailon.

Suturas de fibras de poliéster

Sutura sintética no absorbible, compuesta de fibras de poliéster no tratadas y fuertemente tronzadas en una fibra multifilamento. Las fibras de poliéster son más fuertes que las fibras naturales, no se debilitan cuando se humedecen antes de ser usadas y provocan una mínima reacción tisular.

El material de sutura sintético trenzado permanece indefinidamente en el cuerpo proporcionando una tensión de sutura constante y precisa, minimizando la probabilidad de rotura.

Existen fibras de poliéster que poseen un recubrimiento o impregnación de sustancias como la silicona. Este revestimiento facilita el paso del trenzado de fibras a través del tejido y le proporciona una excelente flexibilidad en el manejo, así como una ligadura suave con cada torcedura del nudo. Produce una mínima reacción tisular y mantiene la misma fuerza tensora desde su implantación durante largos periodos.

Se utiliza en la aproximación de tejidos blandos y en ligaduras, tanto en el sistema cardiovascular como en oftalmología y neurología.

Polipropileno

De origen sintético, no absorbible y monofilamento. Es una sutura monofilamento de gran resistencia a la tracción durante largos periodos de tiempo, muy inerte y que no se degrada (fig. 15). Es un material resistente a los ácidos, álcalis y a la degradación enzimática. Además, se desliza suavemente a través de los tejidos y produce una escasa reacción tisular. Otra característica importante es la capacidad de mantener la fuerza tensora durante años. También tiene una mayor capacidad para mantener el anudado que los otros monofilamentos sintéticos, proporcionando una gran seguridad en el anudado.

Se utiliza en cirugía cardiovascular, ortopédica y en piel. Está especialmente indicado para fijar mallas del mismo material a los tejidos. Su uso resulta recomendado cuando se desea una mínima reacción tisular, tanto en heridas contaminadas (para minimizar la formación tardía de seromas) como en la futura extracción de la sutura (si se precisa).

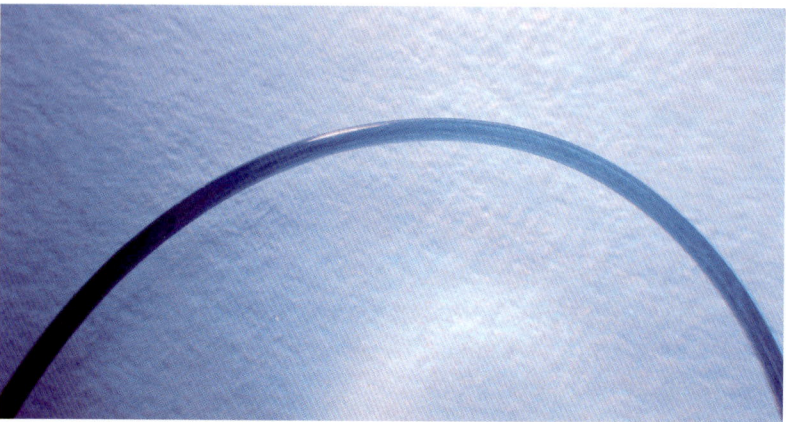

Figura 15. Hilo de sutura de polipropileno.

Polivinildifluoroetileno (PVDF)

Es una sutura sintética no absorbible monofilamento, de gran histocompatibilidad y resistencia. No se degrada y tiene una gran flexibilidad y estabilidad. Se presenta en color verde.

Su uso está indicado en cirugía plástica, cardiovascular y en aquellos casos en los que se precise una sutura no absorbible.

Politetrafluoroetileno expandido (PTFE)

Sutura sintética no absorbible monofilamento que posee una estructura esponjosa y tiene una gran histocompatibilidad y resistencia. No se degrada y ofrece una buena manejabilidad.

Se presenta en color blanco. Por su estructura esponjosa puede aplastarse en el canal de punción, creando pequeñas fístulas o puntos sangrantes.

Se utiliza fundamentalmente en cirugía vascular para la implantación de prótesis de PTFE.

4

Agujas quirúrgicas

La aguja quirúrgica tiene como misión fundamental permitir el paso y actuar como guía del hilo de sutura a través del tejido.

La aguja ideal

- Está elaborada a base de acero inoxidable de alta calidad.
- En el tejido, produce únicamente el orificio imprescindible para permitir el paso del hilo.
- No debe debilitar la estructura del tejido.
- Posee una gran capacidad de penetración inicial y repetida.
- Es lo más delgada posible, sin que ello comprometa su firmeza.
- Se mantiene estable en la empuñadura del portagujas.
- Está afilada para penetrar en el tejido con una resistencia mínima.
- Es rígida, para resistir la curvatura, a la vez que dúctil, para no romperse durante la cirugía.
- Está estéril y es resistente a la corrosión para impedir que se introduzcan microorganismos o materiales extraños en la herida.

Elementos clave en el diseño de una aguja quirúrgica

Existen cuatro puntos esenciales que los fabricantes tienen en cuenta cuando diseñan una aguja: firmeza, ductilidad, afilado y estabilidad en el portagujas.

Firmeza

La firmeza se determina en función de la resistencia a la deformación durante repetidos pases a través del tejido. Una aguja que se doble durante una sutura puede producir un trauma tisular y comprometer la aposición de los tejidos. Cuanto mayor es la firmeza, menor es el trauma que se produce en el tejido. Además, una aguja frágil puede doblarse más fácilmente, dificultando el control del cirujano y dañando el tejido circundante.

Para evaluar la firmeza de las agujas, se mide su límite de deformación plástica. La forma de hacerlo consiste en curvar la aguja 90° para determinar su máxima fuerza. Otro parámetro que se debe tener en cuenta es el llamado rendimiento quirúrgico, es decir, la cantidad de deformación angular que la aguja puede resistir antes de llegar a deformarse completamente. El ángulo habitual está entre 10° y 30°, en función del material y del proceso de fabricación.

Ductilidad

La ductilidad es la resistencia de la aguja a la ruptura cuando se le da una cierta curvatura. Es conveniente que la aguja se curve antes de romperse.

En una intervención quirúrgica, la rotura de una aguja impide la aposición de los bordes de la herida al pasar el fragmento a través del tejido. Además, buscar el fragmento de aguja rota aumenta el traumatismo tisular e incrementa el tiempo de intervención.

Afilado

El correcto afilado de la aguja permite dejar una cicatriz reducida. El afilado de las agujas está en relación con el ángulo del punto, así como con el *taper ratio* (relación entre el diámetro del cuerpo de la aguja y la longitud de la punta). Por ejemplo, las agujas cilíndricas tienen un *taper ratio* de 8:1.

La geometría de la punta es muy importante para controlar la forma en que se da cada punto, así como la distancia de los bordes de la herida donde se hace, lo que es de vital importancia en suturas de precisión como las cardiovasculares, oftálmicas o de microcirugía.

Muchas agujas quirúrgicas incorporan un revestimiento muy fino compuesto de silicona o lubricantes que mejora la facilidad de penetración de la aguja en dos puntos fundamentales:

- Reduce la fuerza necesaria para la penetración inicial de la aguja.
- Disminuye la fuerza de arrastre en el cuerpo de la aguja a su paso por el tejido.

Estabilidad en el portagujas

Es esencial que una aguja quirúrgica se mantenga firme y estable en el portagujas. Por este motivo, la mayoría de las agujas curvadas tienen un perfil aplanado en el cuerpo para aumentar el control y la sujeción en el portagujas. Muchas también disponen de una serie de estrías en la zona de la curvatura, tanto en el exterior como en el interior de la misma, para aumentar el control sobre la aguja y reducir así la oscilación (fig. 1).

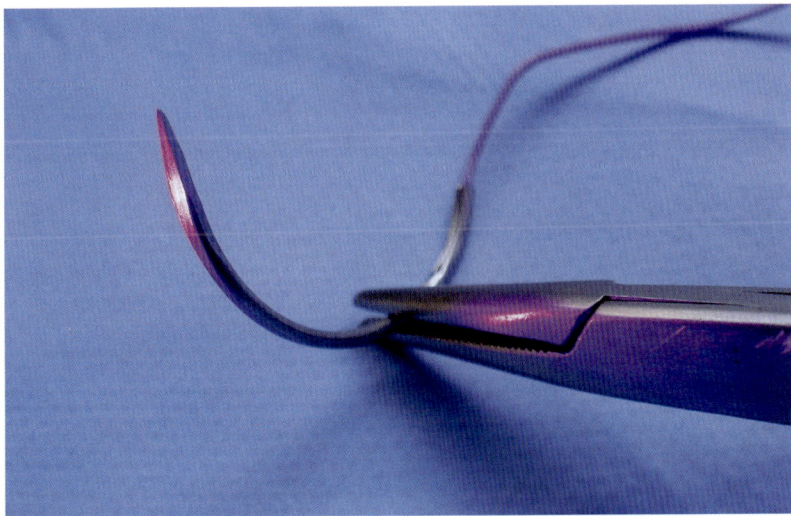

Figura 1. Forma correcta de sujetar la aguja con el portagujas.

Principios de elección de la aguja quirúrgica

El objetivo principal en el momento de utilizar una aguja es minimizar el trauma producido en el tejido, ya que la finalidad que se persigue con su uso es únicamente introducir la sutura en el tejido para favorecer su cicatrización. Por este motivo, a la hora de elegir una aguja quirúrgica se deben tener en cuenta diversos factores.

El tejido

En función del tipo de tejido que se suture, utilizaremos un tipo u otro de aguja. En general, las agujas de punta cilíndrica son utilizadas en tejidos de fácil penetración. En cambio, las agujas cortantes de punta triangular o punta facetada (trocar, micropunta triangular) son para tejidos resistentes. De cualquier forma, siempre que el tejido lo permita, utilizaremos la aguja menos traumática posible.

Técnica del cirujano

En función del tipo y la localización de la sutura, será necesario ajustar la longitud, el diámetro y la curvatura de la aguja.

Anatomía de la aguja

Una aguja consta de tres partes: cabeza, cuerpo y punta (fig. 2). Las distintas curvaturas y tamaños de las mismas dan lugar a la gran variedad de agujas quirúrgicas existente.

Para determinar el tamaño de una aguja, se deben tener en cuenta las siguientes medidas:

- **Longitud de la cuerda**: es la distancia en línea recta desde la punta de una aguja curvada hasta la cabeza.
- **Longitud de la aguja**: distancia medida en milímetros a lo largo de la aguja, desde la punta hasta el final.
- **Radio**: si la curvatura de la aguja continuara hasta formar un círculo completo, el radio de la misma sería la distancia desde el centro del círculo hasta el cuerpo de la aguja.
- **Diámetro**: medida o grosor del alambre de la aguja en micras.

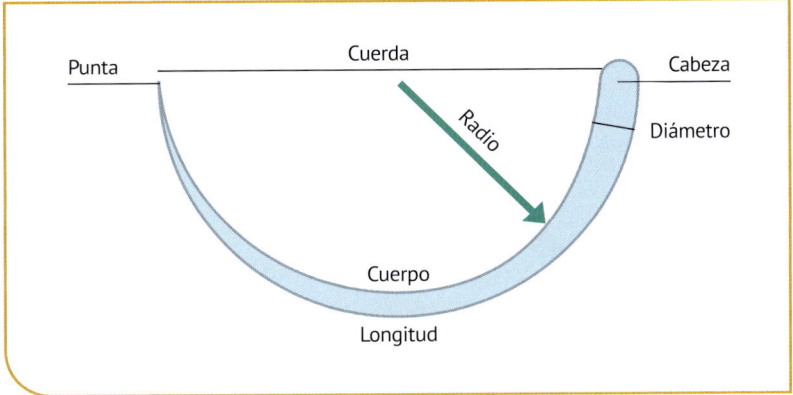

Figura 2. Partes de la aguja.

Partes de la aguja

Cabeza

En función de la conexión de la aguja con el hilo, podremos hablar de agujas traumáticas o atraumáticas (fig. 3).

Agujas traumáticas

Son aquellas en las que el hilo debe ser enhebrado. Presentan una serie de inconvenientes:

- Implican una doble hebra de sutura, lo que supone un mayor traumatismo en su paso a través de los tejidos.
- Requieren un mayor tiempo de preparación.
- Necesitan reesterilización.
- Precisan mantenimiento.
- Tienen riesgo de corrosión
- El desenhebrado es posible.
- Pierden capacidad de penetración con el uso.
- Las muescas del portagujas las hacen más traumáticas.

Existen dos tipos de agujas traumáticas: las de ojo cerrado y las de ojo francés.

- Las agujas quirúrgicas de ojo cerrado son similares a las que se utilizan para coser. La forma de su ojal puede ser redonda, alargada o cuadrada.
- Las de ojo francés presentan una incisión desde el interior hasta el extremo del ojo que sirve para mantener la sutura en su lugar.

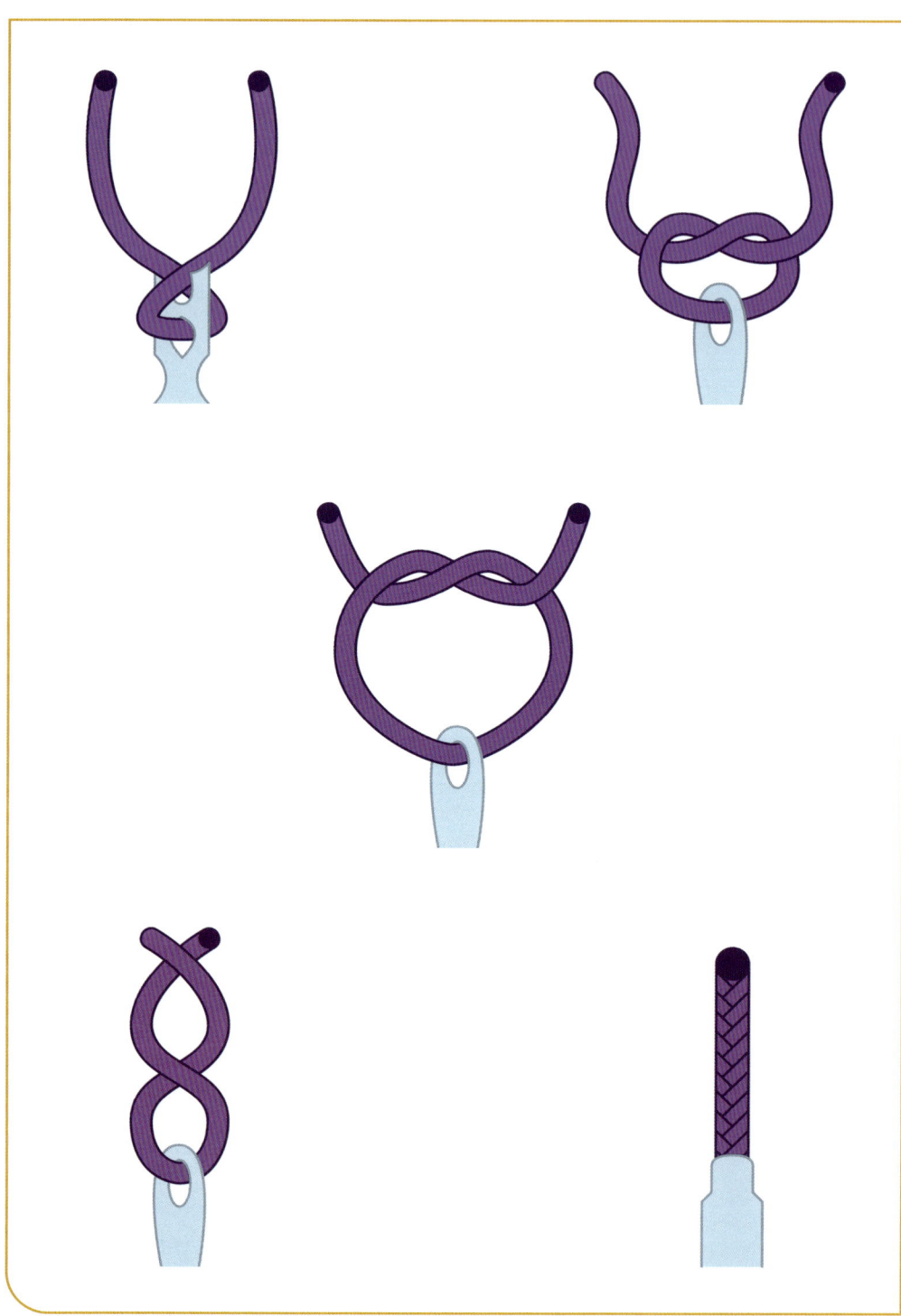

Figura 3. Diferentes uniones aguja-hilo.

Agujas atraumáticas o de cabeza taladrada

Son aquellas en las que la aguja y la sutura forman una unidad continua, de manera que se minimiza el trauma del tejido. Actualmente es el tipo de aguja más utilizado.

La forma en que están unidas la sutura y la aguja varía en función del diámetro de esta. En las de mayor diámetro, se taladra un agujero al final de la aguja mientras, en las de diámetro más pequeño, se hace un canal con forma de "U" en el final de la cabeza, o bien se taladra con láser. Cada agujero o canal está realizado específicamente para la clase y calibre de material de sutura de que se trate, y se modela y cierra alrededor de la sutura para mantenerla segura.

Existe una variedad de agujas atraumáticas en las que la sutura se puede cortar o separar con facilidad de la aguja una vez realizado el punto de sutura.

Las ventajas de las agujas atraumáticas son:

- El cirujano no necesita elegir la aguja adecuada al material de sutura, ya que está ya montada.
- Se reduce al mínimo el tiempo de manejo y de preparación de la sutura, lo que permite ahorrar tiempo y ayuda a mantener la integridad del hilo de sutura.
- Disminuye el traumatismo tisular.
- La aguja siempre está íntegra y afilada, ya que es de un solo uso.
- No se desenhebran prematuramente.
- Si la aguja cae en una cavidad del cuerpo, es más sencillo localizarla ya que va unida al hilo.
- Hace posible llevar a cabo la técnica de sutura de manera más cómoda.

En la figura 4 se muestran algunas imágenes de la unión aguja-hilo en agujas atraumáticas.

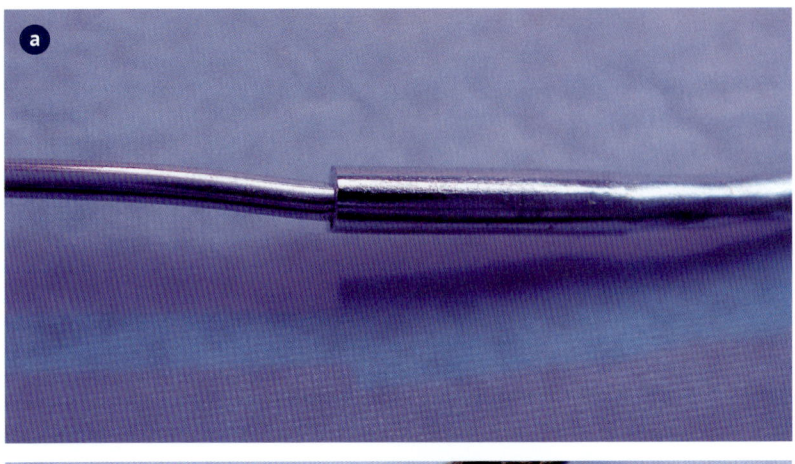

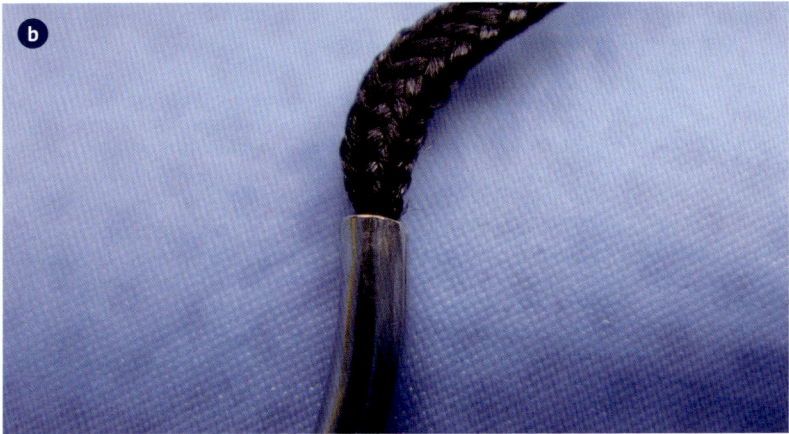

Figura 4. Uniones aguja-hilo en acero (a) y de seda (b).

Cuerpo

El cuerpo de la aguja es la parte que sirve para sujetarla con el porta-agujas y su diámetro debería ser lo más parecido posible al del material de sutura. Podemos diferenciar varios tipos de aguja en función de la curvatura de su cuerpo (fig. 5): rectas, curvadas, tipo esquí y curvadas compuestas.

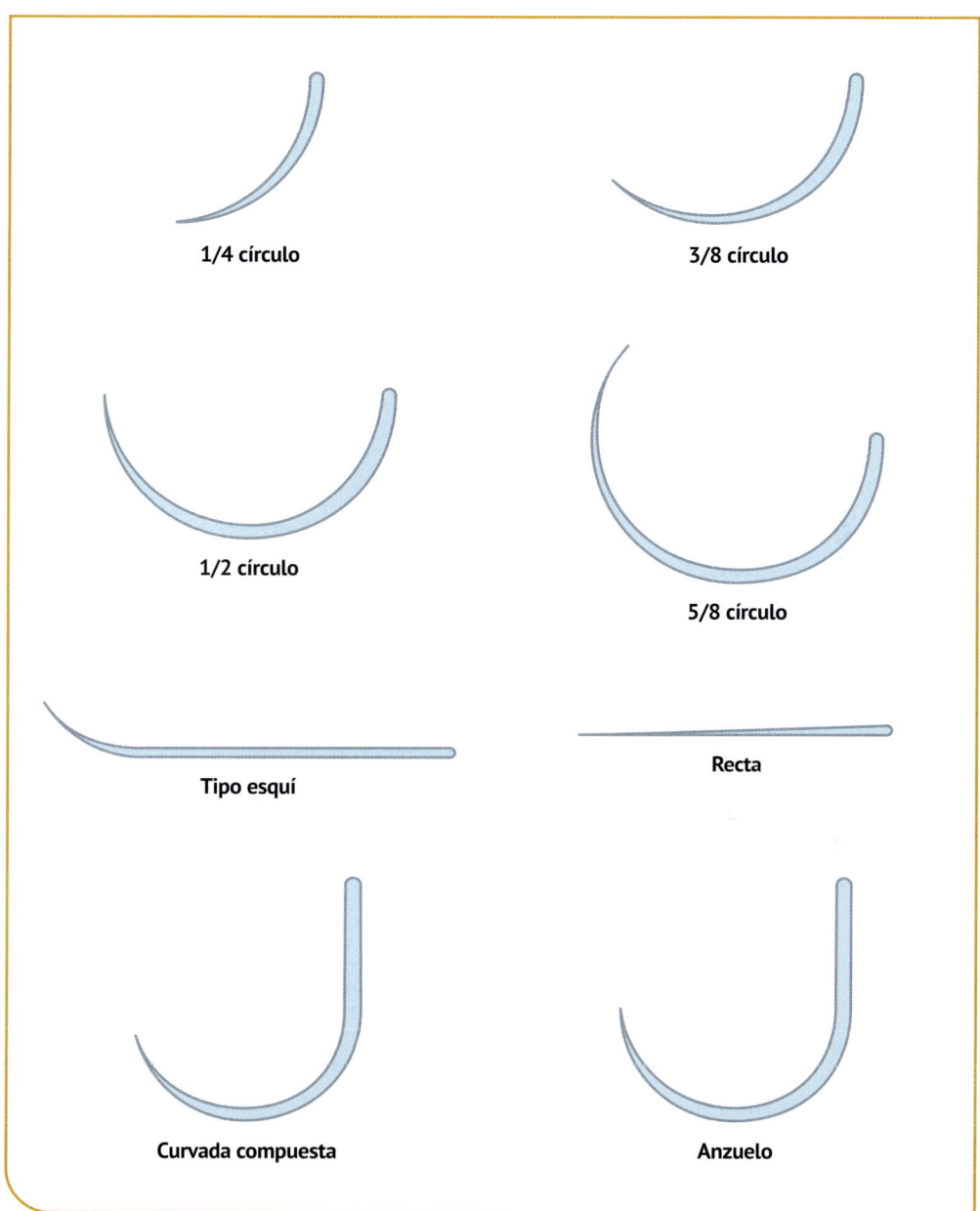

1/4 círculo

3/8 círculo

1/2 círculo

5/8 círculo

Tipo esquí

Recta

Curvada compuesta

Anzuelo

Figura 5. Tipos de aguja según su curvatura.

Rectas

Están diseñadas para ser utilizadas con los dedos, y normalmente son las elegidas para suturar tejidos de fácil acceso (fig. 6).

Las de tipo Keith se utilizan para cerrar la piel en heridas abdominales, así como para suturas artroscópicas de menisco. Las Bunnell (BN), por su parte, son adecuadas para reparar tendones y para uso gastrointestinal.

Algunas agujas de cuerpo recto también se utilizan en microcirugía y oftalmología.

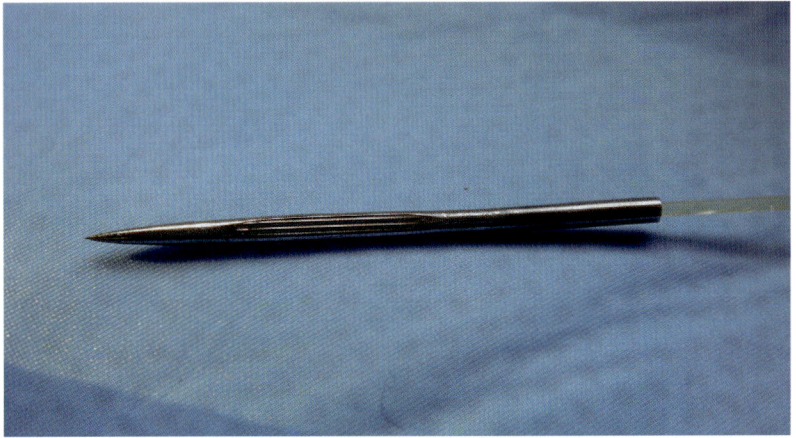

Figura 6. Aguja recta de punta cilíndrica utilizada para suturas endoscópicas.

Tipo esquí

Se utilizan fundamentalmente en cirugía endoscópica por su facilidad de paso a través del trocar.

Curvadas

Son las más utilizadas debido a que, por su forma, permiten dar la vuelta sobre el tejido (figs. 7 y 8). También requieren menor espacio para maniobrar, si bien es necesario el uso de un portagujas. La curvatura puede ser 1/4, 3/8, 1/2 o 5/8 de círculo. La de uso más corriente es la de 3/8, que se utiliza para suturar piel y para zonas de fácil acceso. Debido a su curvatura, es difícil de utilizar en zonas profundas o de espacio limitado, donde se recurre a la de 1/2 círculo o, en zonas más inaccesibles como la cavidad oral, el aparato urogenital o el cardiovascular, donde se utiliza la de 5/8.

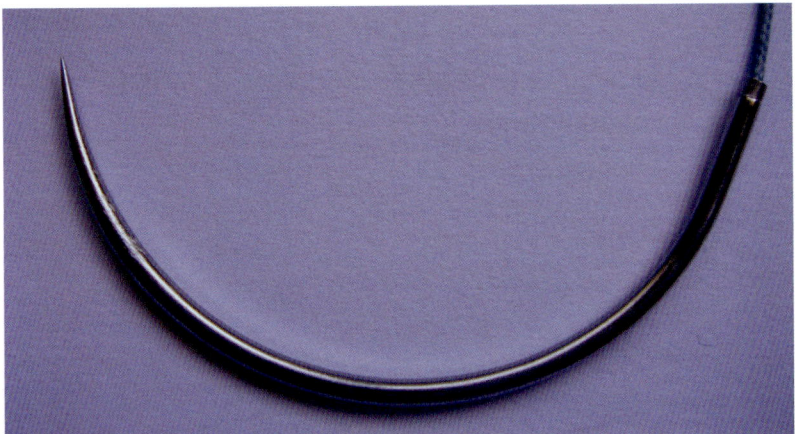

Figura 7. Aguja semicircular de punta cilíndrica.

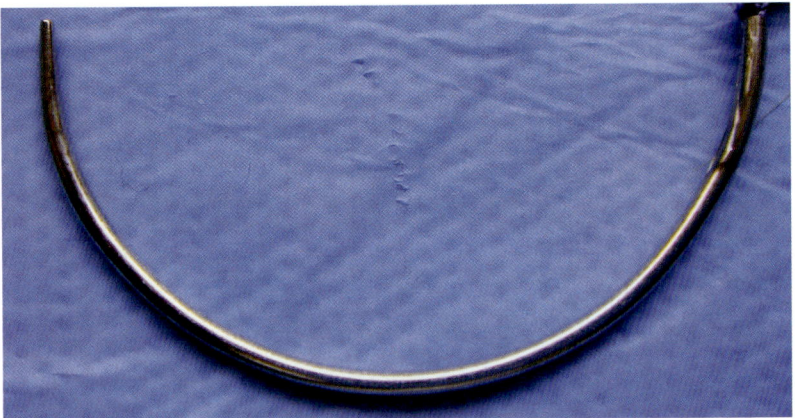

Figura 8. Aguja semicircular de punta roma utilizada principalmente en órganos parenquimatosos.

Curvadas compuestas

Desarrolladas para cirugía oftálmica del segmento anterior, permiten al cirujano coger pequeñas porciones uniformes de tejido. A la curvatura de 80° de la punta le sigue una de 45° a lo largo del cuerpo restante. La curva inicial permite realizar mordiscos cortos y profundos dentro del tejido; la curvatura de la porción restante del cuerpo obliga a la aguja a salir del tejido separando los bordes de la herida, lo que posibilita la visión de su interior. Muy útiles en oftalmología. El cuerpo puede tener perfil cilíndrico, elipsoidal, aplanado o triangular.

Hoy en día existen diversos tamaños disponibles de este tipo de agujas para cirugía cardiovascular.

Aplicaciones típicas de las agujas quirúrgicas en función de la curvatura de su cuerpo

- **Rectas.** Tracto gastrointestinal, cavidad nasal, nervios, cavidad oral, faringe, piel, tendones, vasos, otohematomas o hematomas auriculares.
- **Esquí.** Piel (poco usada) y cirugía endoscópica.
- **Curvadas (1/4 círculo).** Cirugía oftálmica y microcirugía.
- **Curvadas (3/8 círculo).** Aponeurosis, tracto biliar, ojo, fascia, gastrointestinal, nervios, periostio, peritoneo, pleura, tendón, tracto urogenital, vasos, piel, cirugía cardiovascular.
- **Curvadas (1/2 círculo).** Tracto biliar, ojo, tracto gastrointestinal, músculo, cavidad nasal, cavidad oral, pelvis, peritoneo, faringe, pleura, tracto respiratorio, piel, tejido subcutáneo, tracto urogenital y cirugía cardiovascular.
- **Curvadas (5/8 círculo).** Cirugía anal, sistema cardiovascular, cavidad nasal, cavidad oral, pelvis, tracto urogenital.
- **Curvadas compuestas.** Ojo (segmento anterior), cardiovascular.
- **De anzuelo.** Zonas profundas y cavidades como la oral o nasal así como en el tracto urogenital.

Punta de la aguja

La punta de la aguja se prolonga desde el inicio del extremo puntiagudo de la misma hasta el diámetro máximo del cuerpo. Se pueden diferenciar diversos tipos: cortantes, triangulares de borde cortante superior, triangulares de borde cortante inferior, de espátula, de punta cilíndrica, de punta de trocar y de punta roma. En las figuras 9 y 10 se muestran algunos ejemplos.

Agujas cortantes (punta triangular)

Son aquellas que tienen dos bordes cortantes opuestos. Se usan para atravesar tejidos resistentes, difíciles de penetrar. De elección en piel, tendones y ligamentos, hay que evitar su uso en tejidos blandos, ya que pueden cortarlos.

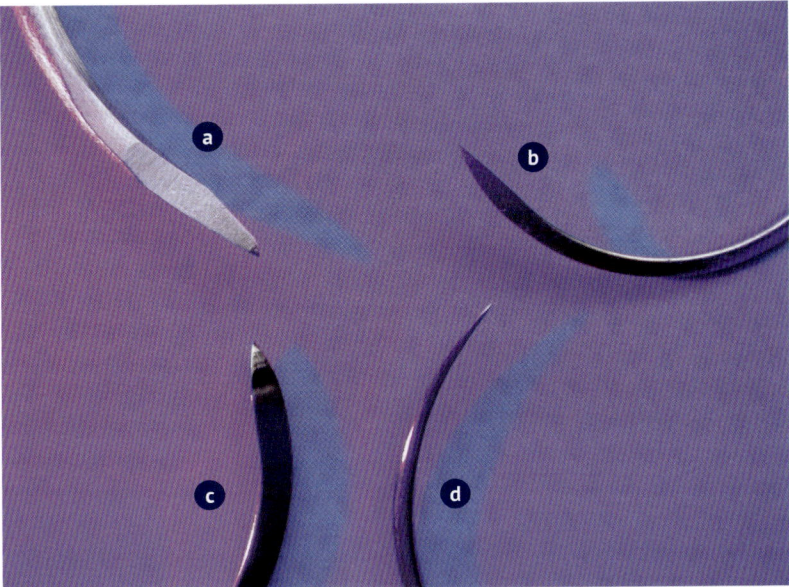

Figura 9. Diferentes tipos de puntas de aguja. Punta triangular cortante (a). Punta triangular de borde cortante superior (b). Punta triangular de borde cortante inferior (c). Punta cilíndrica (d).

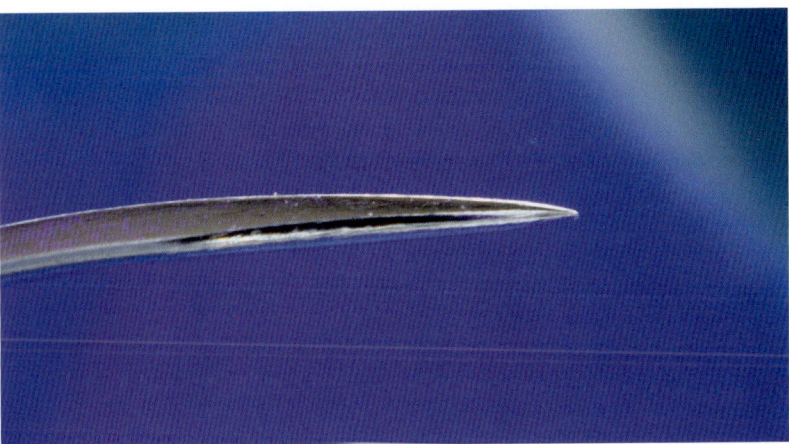

Figura 10. Punta de aguja triangular no cortante. Se utiliza en tejidos que pueden sufrir desgarros con facilidad, como es el caso del tracto gastrointestinal.

Agujas triangulares de borde cortante superior

Además de los dos bordes cortantes convencionales, tienen un tercero en la cara cóncava de la curvatura de la aguja (fig. 11). Se utilizan en ligamentos, cavidad nasal, faringe, cavidad oral, piel y tendones.

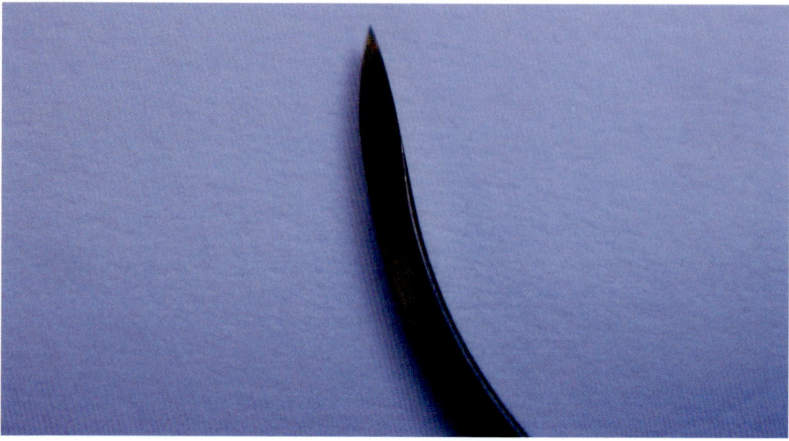

Figura 11. Aguja triangular con punta de borde cortante superior.

Agujas triangulares de borde cortante inferior (corte invertido)

Creadas específicamente para tejidos resistentes, de difícil penetración (piel, envoltura del tendón, etc.). Esta aguja presenta los dos bordes cortantes convencionales, y el tercero se sitúa en la parte convexa (exterior) de la curvatura de la aguja (fig. 12). Esto le otorga varias ventajas: mayor firmeza, menor peligro de cortar el tejido y, además, el hueco originado por la aguja deja una pared extensa de tejido con el que va a ser ligada la sutura. El material de sutura se apoya sobre una superficie plana, evitando el riesgo de cortes y de isquemia. Se utiliza en fascia, ligamentos, cavidad nasal, mucosa oral, faringe, piel y tendones.

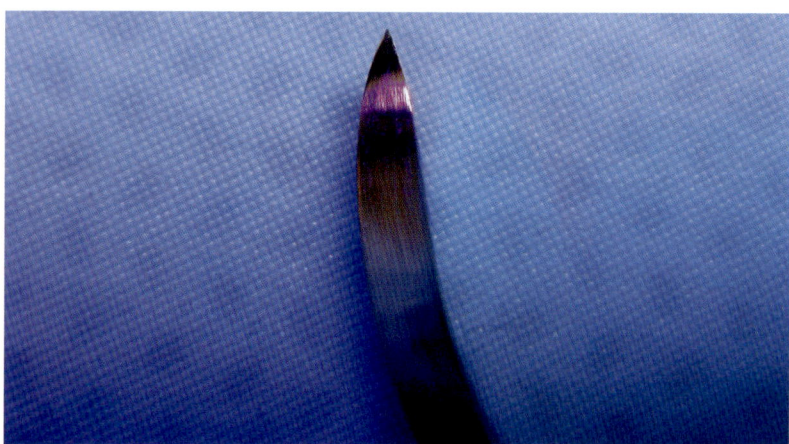

Figura 12. Punta de aguja triangular de borde cortante inferior.

Agujas de espátula, lanceta o esclerales

Estas agujas, diseñadas para intervenciones oftálmicas, son de diseño aplanado con bordes cortantes laterales y una zona inferior plana, lo que favorece la separación de las capas de tejido y evita la lesión de la parte inferior. Se utilizan en oftalmología y en microcirugía.

Agujas de punta cilíndrica

Son aquellas que pasan a través del tejido de la forma más atraumática, ya que presentan forma cónica. Después, el cuerpo adquiere forma oval o rectangular, lo que aumenta la anchura del cuerpo de la aguja para impedir que se mueva en el portagujas (fig. 13). Su uso está indicado en tejidos fácilmente penetrables como son aponeurosis, tracto biliar, fascia, duramadre, tracto gastrointestinal, músculo, miocardio, nervios, pleura, grasa subcutánea y tracto urogenital.

Son las elegidas siempre que se desee que el orificio y la lesión del tejido sean mínimos. Son usadas también en anastomosis digestivas, para prevenir derrames que puedan contaminar la cavidad abdominal.

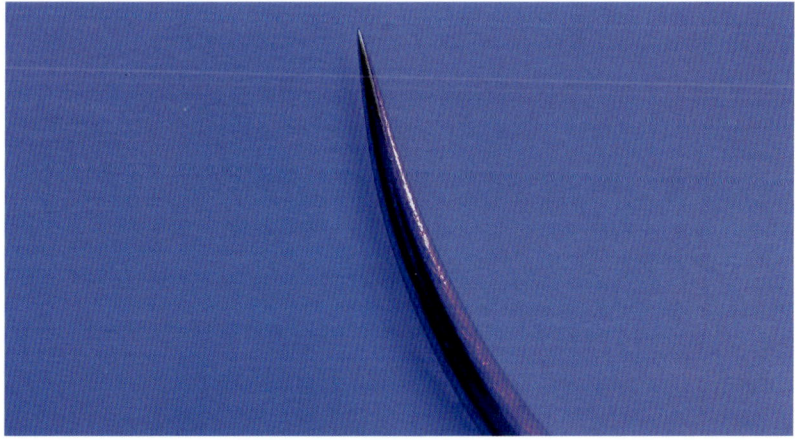

Figura 13. Punta de aguja cilíndrica o redonda.

Agujas con punta de trocar

Presentan características de las agujas de borde de corte inverso y también de las cilíndricas. La punta de la aguja la forman tres o cuatro bordes cortantes que se mezclan en un cuerpo cilíndrico rematado en punta (fig. 14). El objetivo de la punta en sí misma es penetrar con facilidad acompañada de un cuerpo afilado, que permite un paso suave a través del tejido y minimiza el peligro de cortarlo. Están indicadas para realizar suturas en bronquios, faringe, tejido calcificado, fascia, ligamentos, aponeurosis, tendones, cavidad oral, ovarios, periostio, laringe, tendones, tráquea, útero y vasos escleróticos.

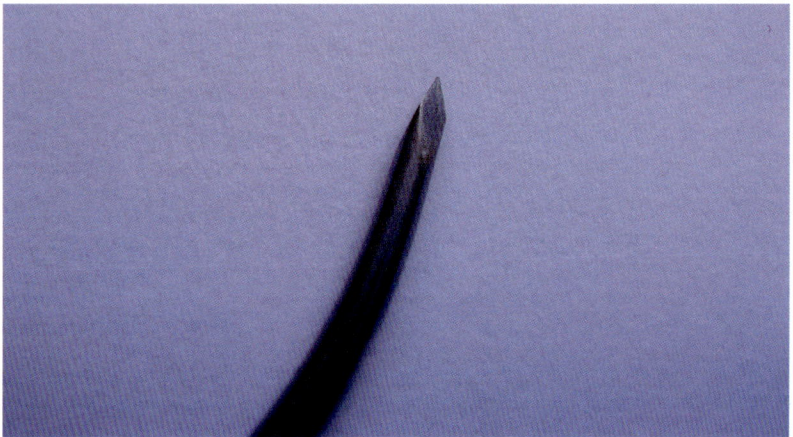

Figura 14. Aguja con punta de trocar.

Agujas de punta roma

Estas agujas pueden, literalmente, disecar el tejido friable más que cortarlo. Tienen un cuerpo afilado con una punta redondeada y roma (fig. 15). Son usadas para tejidos parenquimatosos (hígado y riñón), así como para intervenciones obstétricas y ginecológicas en profundidad y con poca visibilidad. Se utilizan para realizar disección roma (tejido friable) en fascia, intestino, páncreas, útero, riñón e hígado.

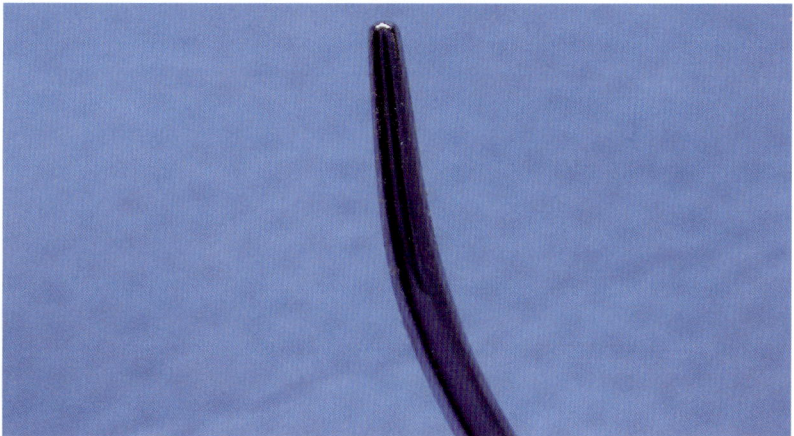

Figura 15. Detalle de una punta de aguja roma.

5

Anudado quirúrgico

Igual que un marinero está perdido en el mar si no sabe amarrar cabos en su barco, el veterinario está perdido en la cirugía si no sabe anudar con seguridad los hilos de sutura.

Curiosamente, es muy poco habitual que los instructores quirúrgicos consideren importante mostrar a sus discípulos cómo deben realizar los nudos. Es más, en general el aprendizaje de la técnica de anudado en cirugía no ha sido objeto de preocupación. No obstante, se debe tener presente que la única forma de aprender a realizar buenos nudos es con la práctica.

Existen unos principios generales del anudado que se deben aplicar sea cual sea el material de sutura empleado:

1. El nudo, una vez finalizado, debe ser seguro para evitar que se afloje o se deshaga. Se debe realizar el nudo más simple en función del material utilizado.

2. Debe ser tan pequeño como sea posible y es necesario cortar los extremos, de manera que quede libre el mínimo material de sutura y se reduzca al máximo la reacción tisular al cuerpo extraño.

3. Es necesario evitar la fricción entre los hilos, ya que puede debilitarse la sutura.

4. No se debe deteriorar el material de sutura durante su manipulación, sobre todo si se utiliza instrumental para el anudado.

5. Se tiene que evitar la tensión excesiva en el nudo, ya que pueden romperse las suturas o cortarse el tejido. Con la práctica, se adquiere una mayor destreza con el uso de materiales más finos.

6. Al anudar la sutura para aproximar los tejidos, se debe evitar aplicar una fuerza excesiva, ya que se puede llegar a estrangular el tejido con la consiguiente isquemia y necrosis. Es importante aproximar, no estrangular.

7. Evitar que se afloje el primer lazo al hacer el segundo.

8. Dar el estirón final, tan cerca como sea posible, en sentido horizontal.

9. No dudar en modificar el estado o posición del cirujano en relación al animal, para situar un nudo seguro y liso.

10. Los nudos añadidos no se suman a la seguridad de un nudo bien realizado, solo a su volumen.

Es obvio que, en general, el cirujano debe trabajar lenta y meticulosamente, y debe considerar la cantidad de tensión que está aplicando sobre la incisión para permitir que se desarrolle el edema posoperatorio.

Existen más de 1.400 nudos descritos en la *Enciclopedia de los Nudos*, pero solo unos pocos de ellos se utilizan para asegurar suturas o para ligar vasos sanguíneos (figs. 1 y 2).

El tipo de nudo que se debe realizar depende del material de sutura elegido, de la ubicación de la incisión, de la cantidad de tensión que tendrá la herida, y de la profundidad a la que quedará el propio nudo.

Las suturas multifilamento son generalmente más fáciles de manejar y anudar que las monofilamento. Estas últimas, al presentar más rigidez (memoria), son más difíciles de utilizar, pero su anudado es más seguro.

En algunas intervenciones es preciso anudar la sutura con los dedos, usando una o dos manos. En otras, en cambio, es necesario ayudarse de los instrumentos.

El anudado que se utiliza en los procedimientos endoscópicos es más complejo, ya que en la mayoría de las ocasiones se recurre a las grapas vasculares. Manipular instrumental desde fuera de la cavidad corporal requiere una gran preparación práctica. El lector encontrará información ampliada en el capítulo 14 Las suturas en endoscopia.

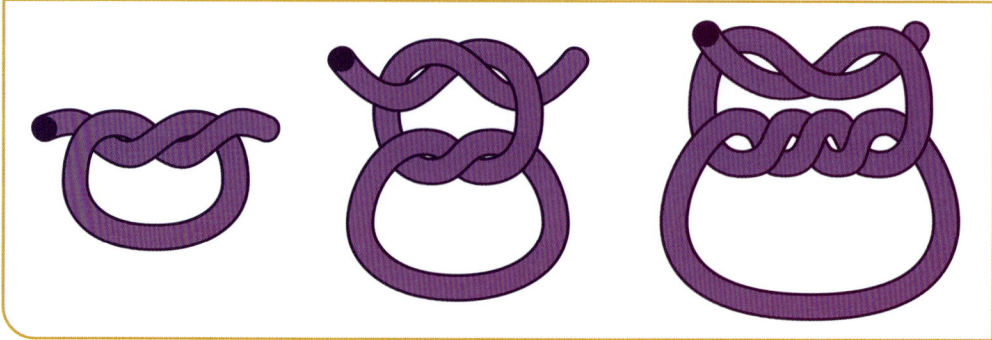

Figura 1. Distintos tipos de nudos.

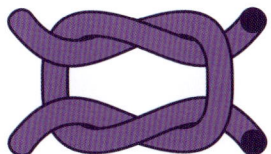

a. Nudo con dos seminudos en dirección opuesta o nudo cuadrado

Utilizado en suturas de tensión

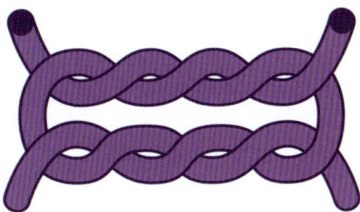

b. Nudo doble de cirujano

Ambos seminudos son dobles.
Nudo de gran seguridad

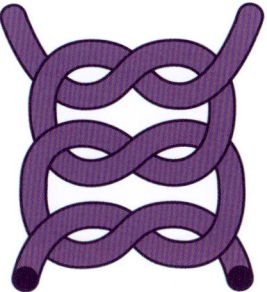

c. Nudo de seguridad con tres seminudos

Empleado en ligaduras de vasos importantes, suturas con tensión o hilos rígidos en los que se pueda deslizar el nudo

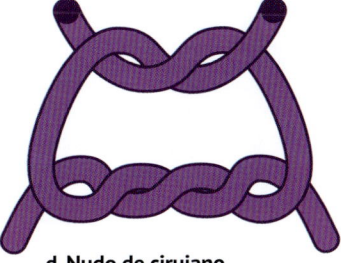

d. Nudo de cirujano

El primer seminudo es doble

Figura 2. Nudos quirúrgicos más usados.

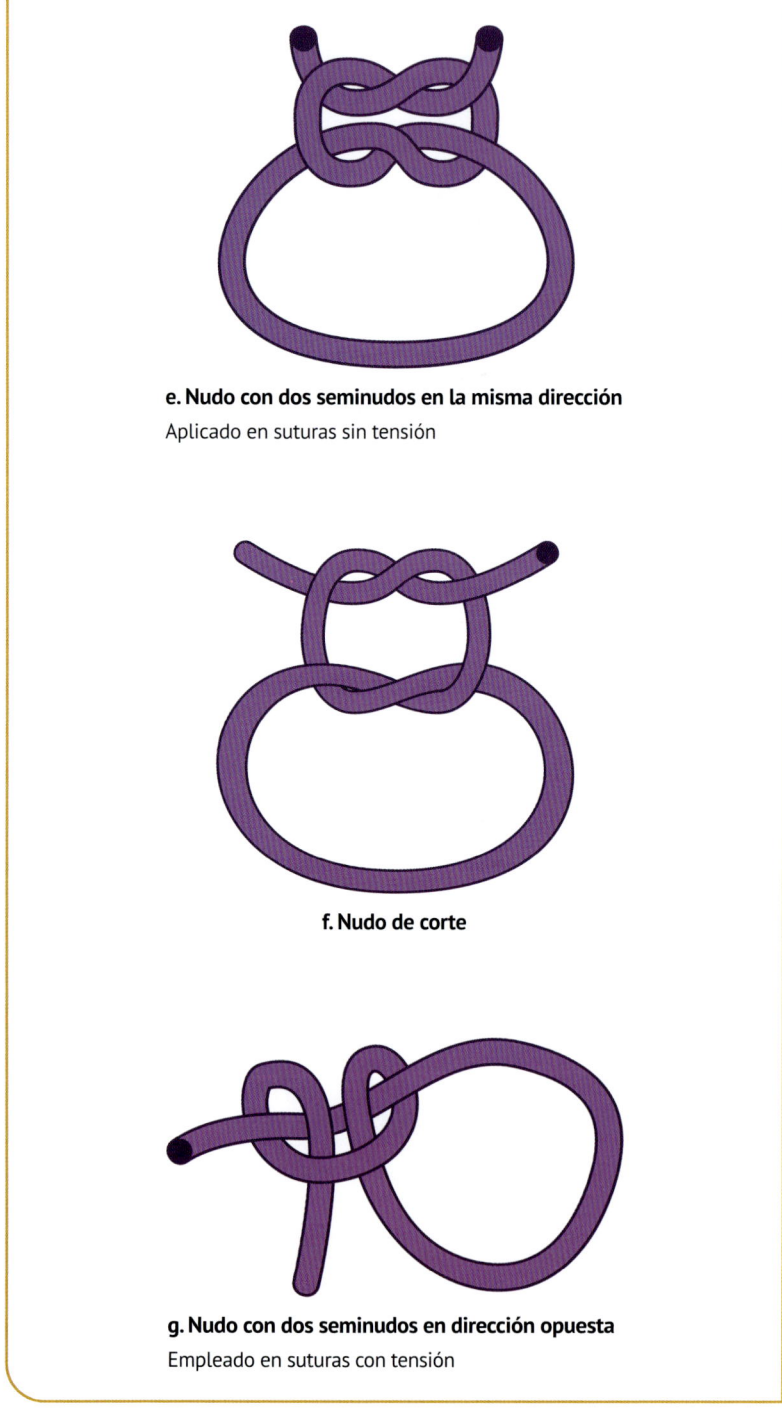

e. Nudo con dos seminudos en la misma dirección

Aplicado en suturas sin tensión

f. Nudo de corte

g. Nudo con dos seminudos en dirección opuesta

Empleado en suturas con tensión

Figura 2. Nudos quirúrgicos más usados.

El factor humano en la seguridad del anudado quirúrgico

Existen numerosos y muy diversos materiales de sutura en el mercado y cada uno de ellos requiere una determinada forma de anudado. El sentido común de cada cirujano juega un papel importantísimo en la seguridad del proceso de realización del nudo.

Tal y como Hermann afirmó: "La seguridad del nudo demuestra ser una característica mucho más variable que la resistencia del hilo a romperse".

Sin duda, cada clínico anuda de forma distinta. Así, un mismo cirujano finaliza nudos distintos en las mismas intervenciones y en diferentes momentos.

Técnicas de anudado

Las técnicas de anudado más utilizadas son: nudo cuadrado (fig. 2a), de cirujano (fig. 2d), profundo (fig. 3c) y con instrumentos (fig 3b).

Nudo cuadrado

Es el más fácil y seguro para anudar la mayoría de los materiales de sutura. Este nudo se realiza siempre que sea posible con las dos manos, aunque también se puede con una.

Nudo de cirujano

Se recomienda para anudar las suturas de nailon (monofilamento y trenzado), de polipropileno (monofilamento) y de poliéster (trenzado).

Nudo en profundidad

Puede ser difícil de realizar en una cavidad profunda del organismo. El nudo cuadrado debe estar firmemente ubicado debajo. No obstante, la fuerza hacia atrás puede romper el tejido, por lo que se debe evitar.

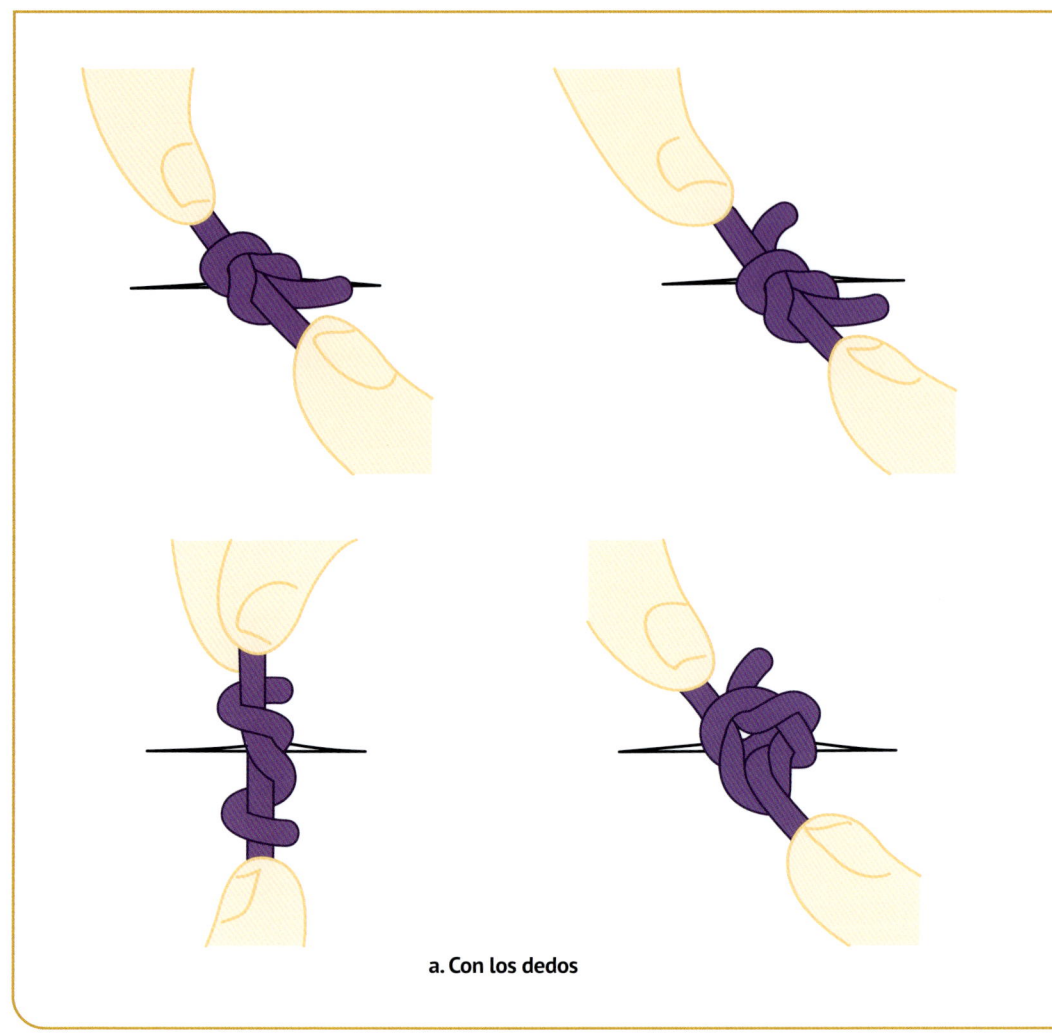

a. Con los dedos

Figura 3. Técnicas de anudado.

Nudo con instrumentos

Esta clase de anudado se realiza cuando uno o ambos extremos del material de sutura son cortos. Se debe tener cuidado para no producir daños en el material de sutura con el portagujas, especialmente en los monofilamentos. Una ventaja de esta técnica de anudado es que permite ahorrar material.

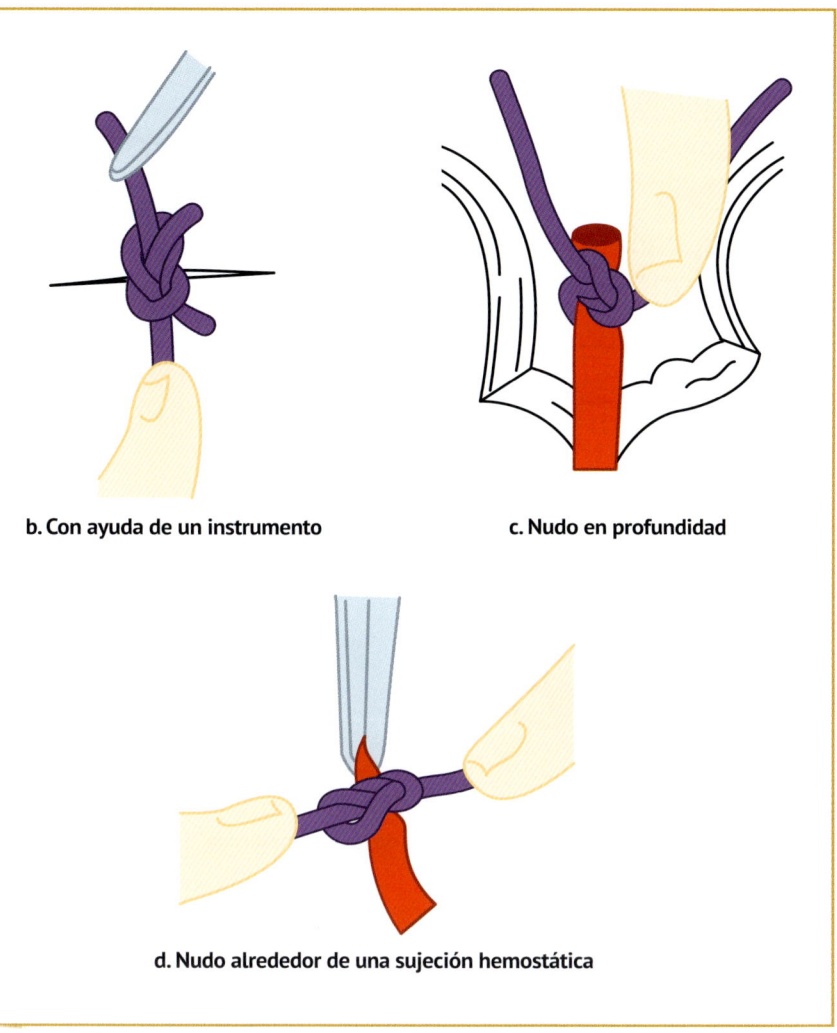

b. Con ayuda de un instrumento   c. Nudo en profundidad

d. Nudo alrededor de una sujeción hemostática

Anudado alrededor de una sujeción hemostática o ligaduras de pedículos vasculares

Existen tres técnicas para llevar a cabo el anudado alrededor de una sujeción hemostática: el método de las tres pinzas (fig. 4a), el nudo de Miller modificado (fig. 4b), y el método "divide y vencerás" (fig. 4c).

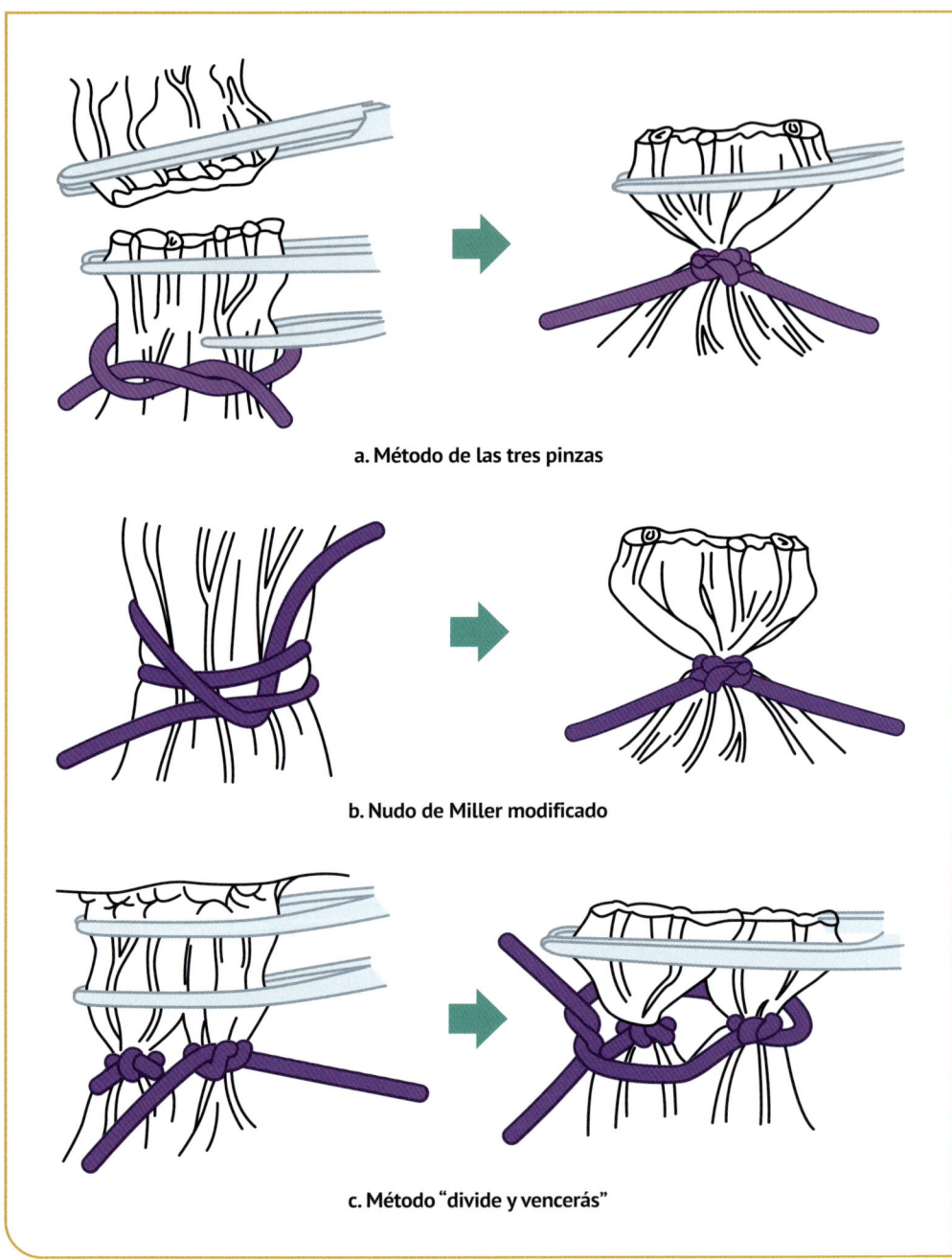

a. Método de las tres pinzas

b. Nudo de Miller modificado

c. Método "divide y vencerás"

Figura 4. Técnicas para ligar pedículos vasculares.

Consejos clave para realizar las suturas con éxito

6

Tanto al estudiante de Veterinaria como al veterinario principiante les asaltan numerosas dudas a la hora de aplicar las primeras suturas. La teoría aprendida es fundamental, pero cuando se trata de manipular los materiales para suturar, hilos y agujas, sin duda la práctica es la forma de avanzar más rápidamente para que el veterinario se forme en la reparación de tejidos mediante suturas. Por tanto, cuanto más tiempo se dedique al aprendizaje práctico, más destreza se alcanza y mayores probabilidades de éxito se tendrán.

De la misma manera que un pescador debe conocer los distintos hilos, cañas, carretes, anzuelos, señuelos y cebos para pescar con garantías un determinado pez, el cirujano debe conocer todos los materiales de sutura que existen en el mercado, así como sus aplicaciones.

Los factores que condicionan la correcta realización de una sutura u otra en una determinada herida son numerosos y los tejidos existentes en un organismo muy variados. Cada uno de ellos presenta una **textura** diferente que condiciona el uso de un determinado tipo de hilo y de aguja. También el **grosor** del tejido así como la **forma de la herida** son determinantes para la elección del material a utilizar.

Sin duda, la **experiencia adquirida** a través de los años juega un papel crucial para que cada día se mejore en la forma y manera de suturar los diferentes tejidos. Sin embargo, conviene tener en cuenta una serie de consejos generales que contribuirán a realizar una sutura de la mejor manera posible, en unas circunstancias determinadas, y de este modo cumplir su función, cerrar con éxito.

El cirujano debe tener en cuenta que:

1. Antes de aplicar una sutura, es fundamental **conseguir las máximas condiciones posibles de asepsia**, por este motivo es necesaria una buena desinfección previa que garantice que no se producirá una infección.

2. Es muy importante **planificar mentalmente la intervención** a realizar, el tipo de tejido y de herida y la profundidad de la misma. Se debe preparar con tiempo (si se tiene) considerando con lógica el tipo de instrumental, el hilo y la aguja a utilizar. No se debe tener prisa cuando se realiza la elección, y de esta manera se evitarán equivocaciones que pueden afectar a la perfecta cicatrización de las diferentes heridas suturadas. Utilizar el material apropiado permite al cirujano aproximar los bordes de la herida con el mínimo trauma. Cuando se planifica la intervención, se debe poner atención en los siguientes aspectos:

   - **Selección del tipo de sutura** acorde a cada herida y tejido, pues no es lo mismo realizar una sutura continua o en puntos sueltos.

   - **Seleccionar el grosor del hilo** en relación con la herida a suturar. Es otro factor muy importante a tener en cuenta. No se pueden usar hilos muy finos cuando los bordes de la herida son demasiado gruesos y al contrario, no se deben utilizar hilos demasiado gruesos en heridas con bordes demasiado finos. Es una elección en la que interviene el sentido común.

   - **Elegir los materiales adecuados para cada tipo de tejido,** pues no solo es beneficioso para una buena cicatrización, además se evitan problemas. Sirva como ejemplo la formación de cálculos en el tracto urinario, que puede verse favorecida por la utilización de suturas no reabsorbibles en el mismo.

     Es importante ser cuidadoso durante la intervención quirúrgica y no lesionar en exceso los tejidos que se van a suturar posteriormente.

   - **No se debe reutilizar el material de sutura,** ya que habría que limpiarlo perfectamente y volverlo a esterilizar, lo cual no es posible por numerosas causas.

   - **No utilizar hilos caducados** o cuyo envase esté dañado y puedan estar contaminados.

3. Una vez elegidos y preparados los materiales a utilizar con la máxima asepsia, se comienza a **suturar la herida con un orden preestablecido:**

   - **Aplicar los puntos de sutura de manera ordenada,** equidistantes entre sí, desde un extremo de la herida al opuesto. Dependiendo del tejido a suturar y para no comprometer la circulación del mismo, se determina la correcta separación entre los puntos, calculando la distancia entre los mismos de manera visual.

- **Acercar los bordes de la herida** y llevar a cabo el primer nudo. Este simplemente se aprieta hasta que los bordes están perfectamente enfrentados, pero sin excederse en la fuerza. En los siguientes nudos, sin embargo, ya se puede aplicar mayor presión y fuerza para evitar que se deshagan.

- **Dejar el menor material posible** (hilo) en cada anudado, pero siempre sin comprometer la seguridad del nudo. En los monofilamentos no reabsorbibles como el nailon y el polipropileno, no son necesarios muchos nudos para asegurar el punto. Sin embargo, los hilos trenzados reabsorbibles, sobre todo cuando entran en contacto con fluidos internos, tienden a empaparse de los mismos a pesar del recubrimiento que poseen y si no se tiene la precaución de apretar bien los nudos y hacer los suficientes y en ambos sentidos, se pueden aflojar y soltar.

- **Cierre de la pared abdominal.** No aplicar suturas o tipos de sutura débiles para cerrar, así se evitan posibles **eventraciones**, muy frecuentes cuando se utiliza cátgut.

- **Asepsia**. Siempre que sea posible, utilizar hilos que tengan menor probabilidad de favorecer una infección de la herida. Dicha infección se presenta tras la colonización bacteriana de los cuerpos extraños dentro del organismo. Con frecuencia, estas bacterias no son sensibles a los antibióticos ni al sistema de defensa del animal debido a la formación del *biofilm*. Se diseminan por el tejido circundante, aprovechando la inflamación y lesión tisular, potenciadas por la presencia de material extraño (implantes, hilos de sutura, etc.). Se necesitan menos bacterias para causar infección cuando existe material quirúrgico en el área, por lo que es necesario extremar las condiciones de asepsia. La presencia de restos de suciedad, pelos, metal, madera, vidrio, etc. incrementa la probabilidad de infección.

- **Reducir al mínimo el trauma** ocasionado cuando se practica una incisión, así se favorece la rapidez en la cicatrización y el éxito de la sutura.

- **Tener en cuenta la necrosis o muerte del tejido** que se puede producir si se aplica una tensión excesiva a suturas que envuelven ciertas áreas de tejidos.

- **Evitar el espacio muerto entre las capas.** Cuando se sutura es fundamental que no quede ningún hueco entre los tejidos. Esto es especialmente importante en las capas de tejido adiposo subcutáneo (en las que la vascularización es reducida) y donde si no se hace correctamente, se puede proporcionar un medio ideal para el crecimiento de organismos causantes de infección.
- **Cierre de heridas por capas y con el tipo de hilo indicado.** Cuando la herida afecta a diferentes tejidos, se sutura cada capa de tejido con el hilo correspondiente para ello.
- **Presentación de la herida externa.** Por último y no menos importante, se debe presentar la herida externa (la que puede ver el propietario del animal) lo más limpia y ordenada en cuanto a la distancia entre los puntos se refiere, pues es lo único que se puede ver externamente. Aunque se haya realizado una perfecta intervención en las capas más profundas, si el resultado final es una herida mal suturada a la vista con los bordes mal enfrentados y con diferentes hilos en la misma, etc. el propietario puede pensar, y con razón, que siempre se actúa así y que en el interior del animal se ha podido intervenir del mismo modo.

7

Reparación de tejidos

Cualquier herida, tanto si es infligida por accidene como si se produce durante una intervención, es únicamente una rotura de la continuidad normal del tejido. Cuando la herida es tan grave que no puede curarse de forma natural (sin complicaciones ni desfiguraciones) debe ser reparada por un cirujano experto.

En la práctica diaria se nos presentan todo tipo de heridas: extensas, profundas, limpias, contaminadas, etc., que pueden afectar a uno o varios tejidos.

Tanto en animales de abasto como en animales de compañía veremos diferentes heridas, generalmente con un grado de contaminación bacteriana elevado. En la clínica o en el hospital podemos mejorar el tratamiento de la herida aplicando una desinfección más completa y reduciendo considerablemente el grado de infección, simplemente porque contamos con mejores condiciones de asepsia.

> La elección de la sutura o suturas que vayamos a utilizar dependerá del grado de contaminación de la herida, del tipo de tejido o tejidos afectados y de su profundidad.

Vídeo 1. Procedimiento de rasurado, limpieza y desinfección de una herida.

Sutura de la herida

Una vez la herida esté lo más limpia posible, el cirujano deberá decidir sobre la conveniencia de su cierre.

No debemos precipitarnos a la hora de tomar la decisión de cerrar una herida; algunos cirujanos interpretan una herida abierta como un tratamiento incompleto o un desafío que hay que vencer, y eso puede dar lugar a errores. Debemos asegurarnos de que no existe contaminación y de que no está comprometida la circulación en el tejido que se va a suturar.

Cuando existan dudas acerca del desbridamiento (suficente o no), el grado de contaminación o la salud de los tejidos, deberán considerarse las opciones del cierre primario retrasado, cierre secundario y ausencia de cierre.

El fundamento de la sutura de una herida es que debe cerrarse cuando todos los tejidos de la misma están preparados para la cicatrización. Cualquier intento anterior a ese momento representa un cierre prematuro y es una invitación a la infección, a la dehiscencia y a todas las consecuencias resultantes.

De la misma manera, en heridas antiguas en cuyos bordes esté comprometida la circulación, deberemos reavivar dichos bordes para asegurar una buena cicatrización.

Clasificación de las heridas

Según las recomendaciones del comité de control de infecciones quirúrgicas del American College of Surgeons, las heridas pueden clasificarse en: limpias, limpias contaminadas, contaminadas o sucias.

Herida limpia

En este caso no se aprecia infección, no hay fallo en la técnica aséptica y no se ha producido la apertura de ninguna víscera hueca. La histerectomía por esterilización debe incluirse en esta categoría, siempre que no exista inflamación alguna.

Herida limpia contaminada

Si se ha abierto una víscera hueca pero la salida de su contenido ha sido mínima, si han sido incididas la orofaringe o la vagina o se han producidos fallos mínimos en la técnica aséptica.

Herida contaminada

Si se ha abierto una víscera hueca con salida de gran parte de su contenido y hay inflamación aguda, pero sin pus. En este grupo deben incluirse las heridas traumáticas de menos de cuatro horas de evolución y las intervenciones asociadas con fallos importantes en la técnica aséptica.

Herida sucia

Se clasifican como heridas sucias aquellas en las que se encuentra pus o una víscera perforada en el campo operatorio. También se incluyen en esta categoría las heridas traumáticas de más de cuatro horas de evolución.

Consejos básicos para el cierre de heridas

En capítulos posteriores veremos qué tipo de sutura está indicada para un determinado tejido. Ahora trataremos de exponer, con la mayor claridad posible, qué suturas utilizar en determinadas circunstancias especiales

En heridas contaminadas o con posibilidad de contaminación

En estas circunstancias siempre debemos utilizar suturas monofilamento (tanto absorbibles como no absorbibles) ya que la adherencia bacteriana, dada su superficie lisa, es menor que en los multifilamentos, que presentan rugosidad en la superficie (a pesar del recubrimiento) y fenómenos de capilaridad. La penetración de bacterias en los intersticios existentes entre las diferentes fibrillas que forman el trenzado de las suturas multifilamento hace que estas queden a salvo de la acción de los macrófagos, favoreciéndose así el desarrollo de la infección.

En numerosas ocasiones está indicada la aplicación de drenajes en el cierre de una herida contaminada o para la que consideramos que existe el riesgo de que se contamine. De este modo, evitamos la infección bajo la piel y el tejido subcutáneo, ya que el drenaje favorece la circulación de aire y, además, nos permite introducir por el mismo, antisépticos, como la povidona yodada, que ayudan a controlar cualquier tipo de infección y en especial las provocadas por bacterias anaerobias. A los 4-6 días posteriores a su aplicación, procederemos a su retirada y así finalizar con el proceso de cicatrización.

Vídeo 2. Sutura con drenaje para resolución de herida contaminada o con posibilidad de contaminación.

Respecto a la elección del calibre

No debemos utilizar una sutura más fuerte que el tejido donde va a aplicarse, pues aumentará la irritación sin lograrse resistencia adicional. Por tanto, debe adecuarse el calibre de la sutura a la fuerza del tejido que se va a suturar. No olvidemos que los monofilamentos se elongan, mientras que los trenzados no.

En vías urinarias y biliares

En estas estructuras debemos utilizar suturas absorbibles, preferiblemente monofilamento, ya que los cuerpos extraños en presencia de líquidos que contengan altas concentraciones de cristaloides pueden causar una precipitación y la formación de cálculos con el tiempo.

En la reparación de hernias

En la reparación de hernias mediante herniorrafias tradicionales, aplicación de mallas, bien sean planas, en cilindro o en "cucurucho" (ver capítulo 10, *Suturas tejidos-mallas. Reparación de hernias abdominales y perineales*), y en eventraciones traumáticas o posoperatorias, deben utilizarse siempre materiales no absorbibles monofilamento.

En animales salvajes

En animales salvajes, a los que por razones obvias no les podremos retirar los puntos de piel, les implantaremos suturas absorbibles, preferentemente monofilamento ya que albergan menor posibilidad de infección.

En suturas subcutáneas

En las suturas subcutáneas englobaremos el punto más bajo de la herida (sin puncionar la fascia intacta) para evitar la formación de un espacio muerto después de ser anudada (fig. 1).

Las suturas subcutáneas solo se deben apretar lo suficiente para conseguir evitar la formación de cavidades o espacios en la grasa subcutánea. De esa manera evitaremos alteraciones en la perfusión de los tejidos.

Obviamente, la sutura subcutánea continua es más rápida en su aplicación que la sutura con puntos sueltos.

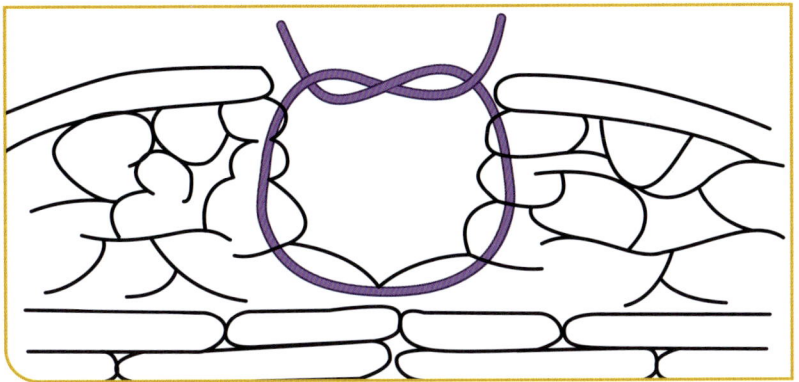

Figura 1. Sutura subcutánea que engloba el punto más bajo de la herida para evitar la formación de espacios muertos.

En heridas asimétricas o con pérdida de sustancia

En el caso de heridas con bordes de diferente longitud, es decir, asimétricas, o en traumatismos con pérdida de sustancia cutánea, deberemos tener en cuenta ciertos factores:

- Si la herida presenta bordes de diferente longitud, nos resultará muy útil dividir la distancia total en varios tramos o secciones más pequeñas mediante una o varias suturas temporales que se retirarán una vez cerrada la herida.
- Si en una herida existe pérdida de piel, mediante puntos de colchonero en tejido subcutáneo podemos conseguir desplazar los bordes de la herida para, de ese modo, llevar a cabo el cierre sin tensión de la misma (fig. 2).

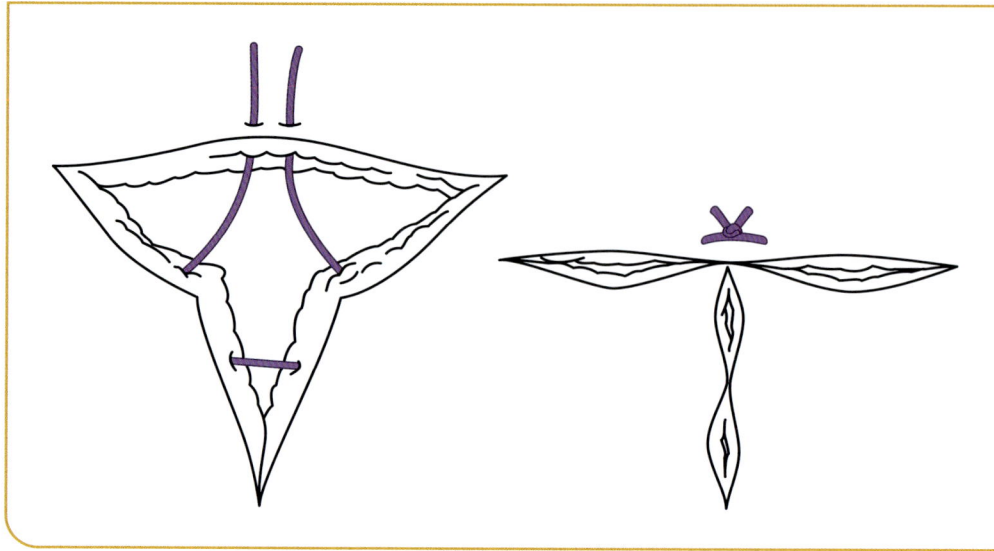

Figura 2. Punto de colchonero efectuado en el tejido subcutáneo para aproximar los bordes de la piel y evitar tensiones.

Grapas vasculares y ligaduras

El objetivo básico de las ligaduras y de las grapas vasculares es la hemostasia. Además son los métodos más seguros para vasos seccionados que no requieren reparación primaria.

El aflojamiento de las grapas bien colocadas y de las ligaduras es mucho menos probable que la expulsión del coágulo hemostático, del cual dependen otros métodos que no mencionamos en este manual por su escaso uso en veterinaria.

Grapas vasculares

Son piezas metálicas curvas de tantalio o acero inoxidable que se pueden colocar en los vasos para conseguir una hemostasia fácil y rápida mediante un aplicador, que puede tener varios diseños. Las grapas y sus aplicadores se pueden encontrar en diferentes medidas, adecuadas a los diferentes tamaños de vasos sanguíneos (de hasta 5 mm de diámetro aproximadamente) (figs. 3 y 4).

En la figura 5 (a-f) puede apreciarse el procedimiento para colocar una grapa vascular.

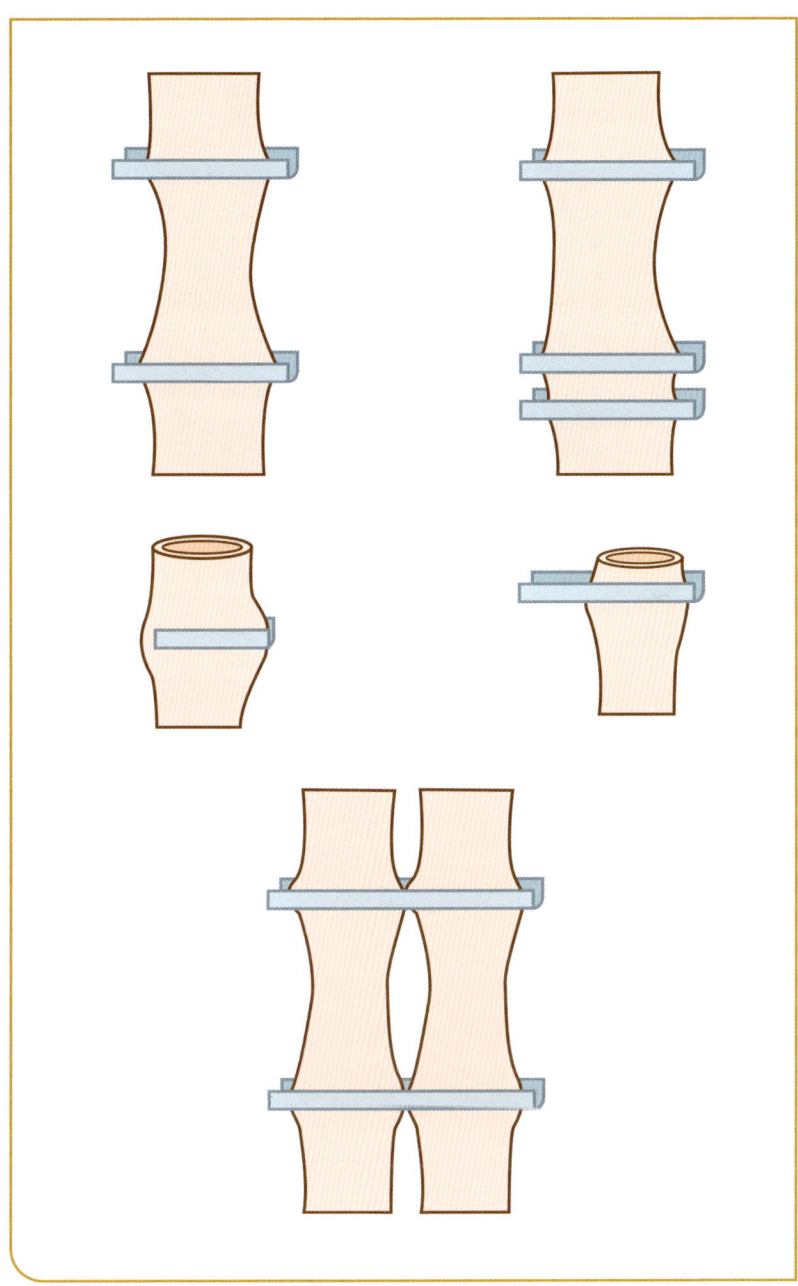

Figura 3. Grapas vasculares de diferentes tamaños.

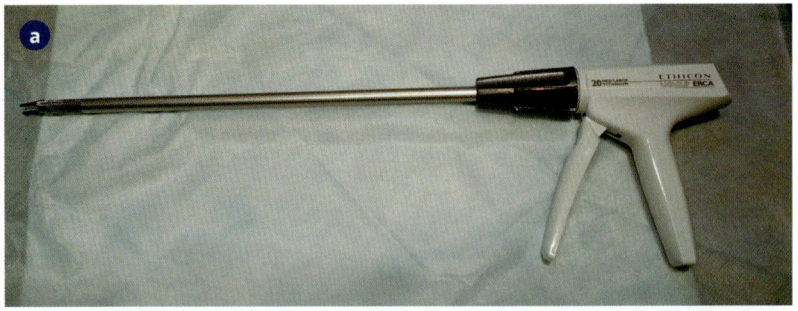

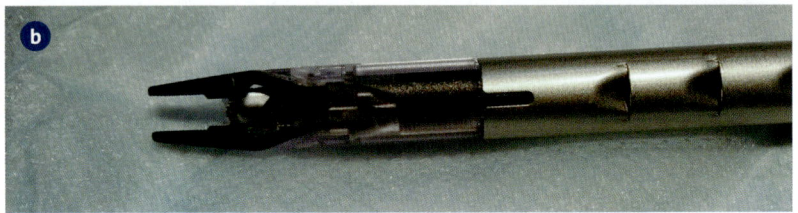

Figura 4. Pistola para aplicar grapas vasculares en cirugía endoscópica (a). Detalle de la punta del aplicador (b).

Ventajas e inconvenientes de las grapas vasculares frente a las ligaduras

Ventajas

- Las grapas se pueden aplicar más rápidamente.
- Se pueden colocar de manera fácil en sitios inaccesibles para las ligaduras.

Inconvenientes

- Se sueltan con mayor facilidad que las ligaduras, es decir, son menos seguras.
- Quedan en la herida como un cuerpo extraño (posibles consecuencias).
- Su presencia puede interferir con estudios radiográficos posteriores.

Hoy en día, algunos de estos inconvenientes han sido resueltos gracias a la aparición de grapas compuestas de materiales sintéticos reabsorbibles, como las de polidioxanona.

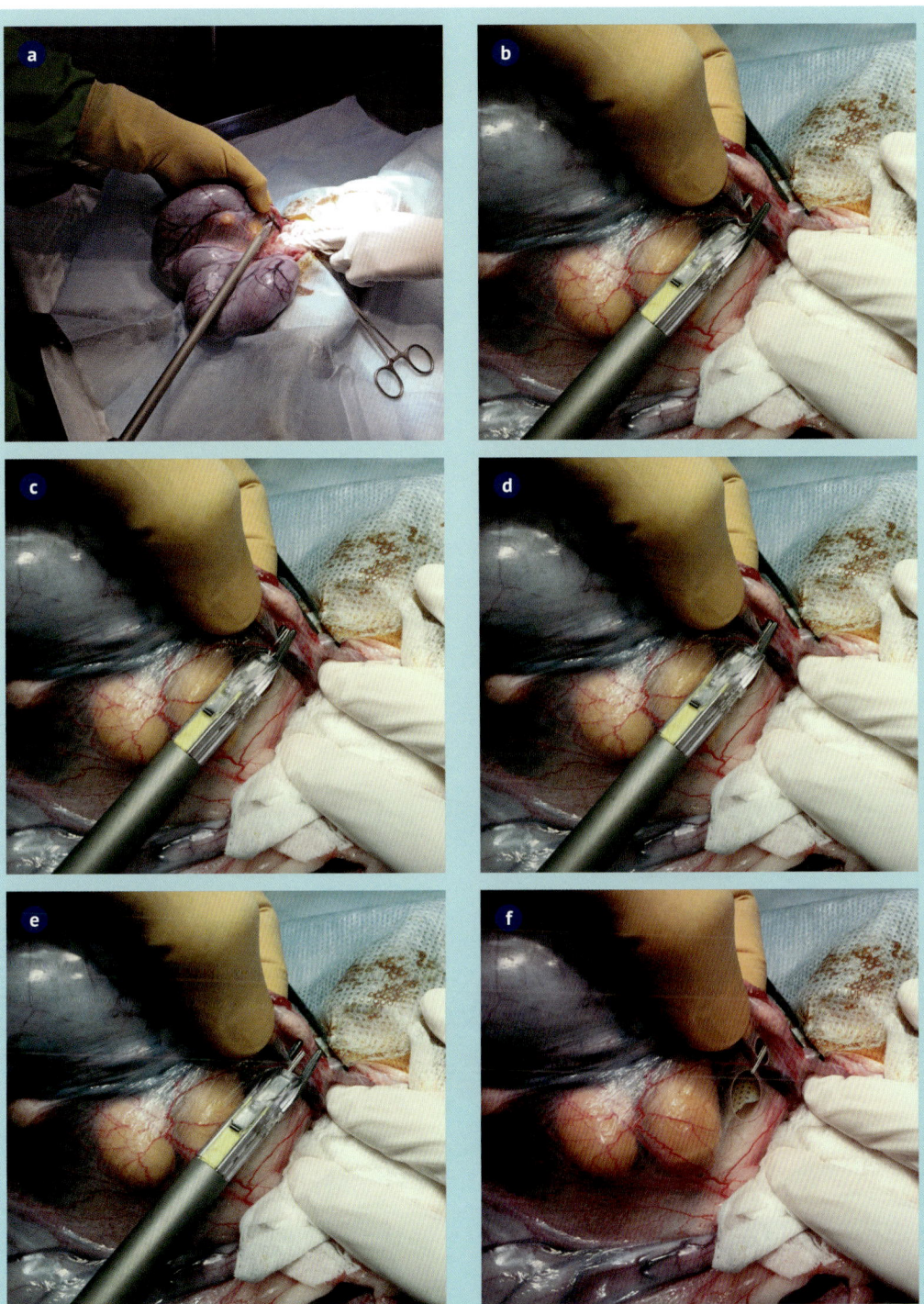

Figura 5. Aplicación de grapas vasculares en los vasos sanguíneos del mesenterio.

Ligaduras

El método hemostático más frecuente es la ligadura (fig. 6), es decir, el empleo de material de sutura y de nudos quirúrgicos para ocluir eficazmente los vasos sanguíneos.

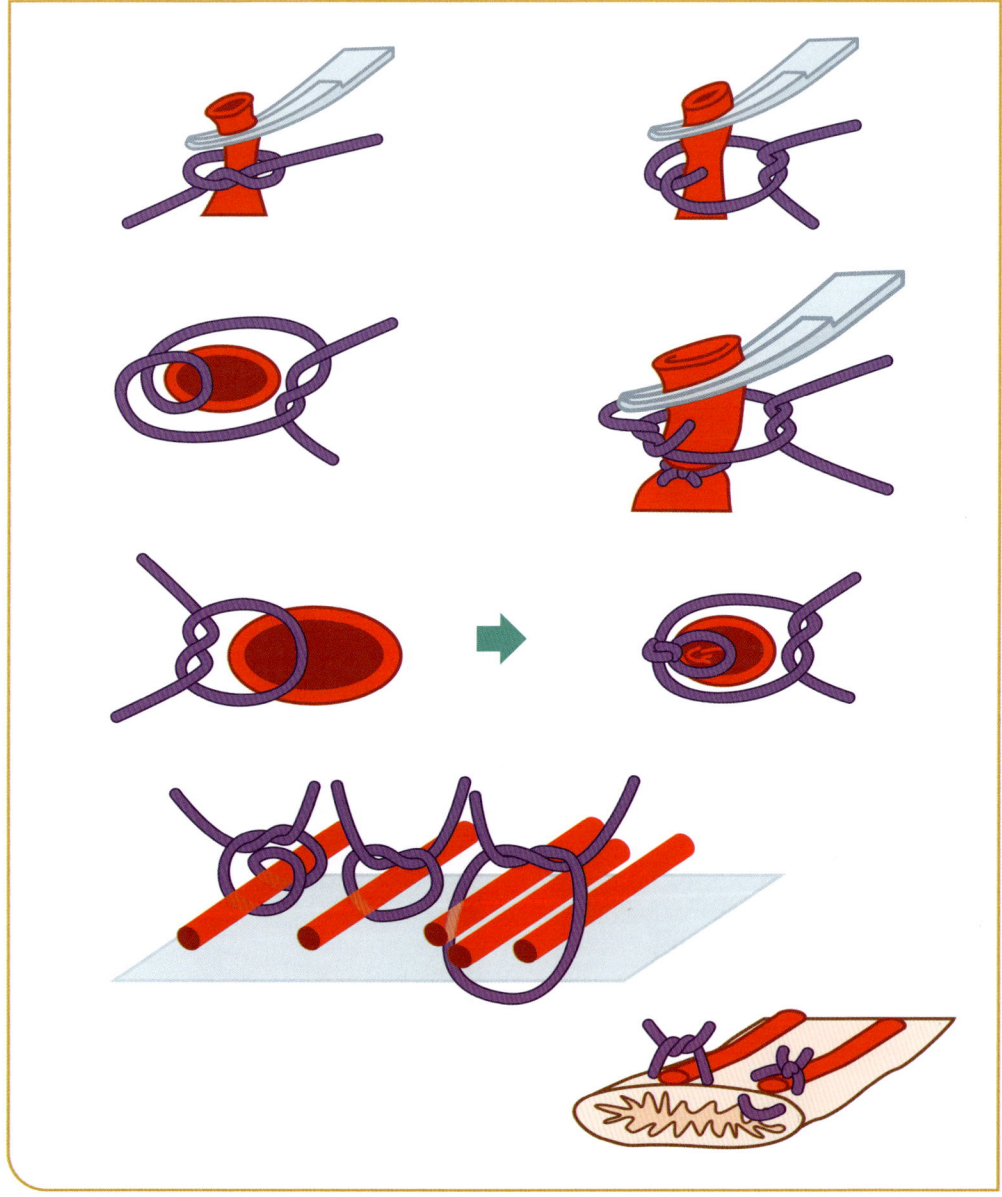

Figura 6. Control de la hemostasia mediante la aplicación de ligaduras vasculares.

Las ligaduras ofrecen mayor seguridad que las grapas vasculares hemostáticas. Su principal inconveniente es que su tiempo de aplicación es más prolongado.

En ligaduras de vasos mayores la hemostasia definitiva es de suma importancia y la seguridad que ofrecen las ligaduras es mayor, aunque se tarde más en aplicarlas.

Entre los materiales más utilizados para hacer ligaduras podemos encontrar: cátgut, cátgut crómico, ácido poliglicólico de bajo peso molecular, ácido poliglicólico, poliglactina 910, polidioxanona, gliconato, poliglactina 910 de bajo peso molecular, etc.

> La elección del material para utilizar en una determinada ligadura dependerá única y exclusivamente del criterio del cirujano.

8

Suturas en los diferentes tejidos

Piel

La sutura en piel es, sin duda alguna, el acto quirúrgico más habitual realizado por el cirujano veterinario, bien sea como consecuencia de heridas por traumatismos o mordeduras, o tras la realización de una cirugía abdominal o torácica. Y en muchos casos, la sutura en piel es nuestra impronta del acto quirúrgico, el sello que define la destreza del mismo.

A la hora de abordar una sutura en piel, hay que tener en cuenta una serie de factores, que nos harán decantarnos por un tipo u otro de sutura, y de técnica de sutura.

> Los pilares básicos que condicionan la elección de un tipo u otro de sutura son la tensión a la que estará sometida la herida, la infección existente o riesgo de ella así como el grosor del tejido a suturar.

En los diferentes apartados de este capítulo haremos una breve descripción ilustrada de las distintas técnicas de sutura, profundizando en las que utilizamos habitualmente.

El material de sutura de elección en piel debe ser monofilamento. Debemos buscar siempre minimizar el riesgo de infección y de reacción tisular, para así conseguir una mejor cicatrización. Principalmente utilizaremos suturas no reabsorbibles monofilamento como nailon, polipropileno, poliéster y poliamidas. En algunas ocasiones, también utilizaremos materiales reabsorbibles como polidioxanona o gliconato monofilamento cuando no sea posible retirar los puntos manualmente tras la cicatrización.

En cuanto a las agujas, las más utilizadas son las curvadas o semi-circulares con punta triangular (la piel es un tejido resistente y elástico). Para alguna cirugía específica, como los otohematomas, se pueden emplear agujas rectas con punta triangular. En cuanto al calibre de la sutura, debemos decantarnos siempre por el mínimo que garantice una estabilidad de la sutura, ya que a menor calibre el resultado estético será mejor.

A continuación se describen los diferentes tipos de sutura que se aplican en la piel.

Grapas cutáneas

Es un método de sutura que tiene la ventaja de ser muy rápido, minimiza la reacción tisular y es muy aséptico, pero que dadas las características anatómicas de la piel del perro y el gato, su uso queda limitado a zonas con un grosor cutáneo mínimo y en zonas exentas de tensión y movilidad. Su uso principal es en pequeños cortes o mordeduras que requieren un cierre rápido y aséptico.

Puntos simples

Es la técnica de sutura más utilizada en piel, ya que permite un buen afrontamiento de los bordes de la herida y una cicatriz pequeña y estética (fig. 1; vídeo 1). En caso de que la zona esté sometida a tensión, deberemos utilizar otra técnica.

Vídeo 1. Sutura de piel con puntos simples.

Suturas de coaptación

Son suturas que realizamos para afrontar tejidos y devolver a su posición natural (fig. 2). Generalmente carecen de tensión. Tipos:
- Interrumpida intradérmica o subcutánea.
- Interrumpida cruzada o de matriz cruzada.
- Continua simple.
- Intradérmica continua o subcutánea.

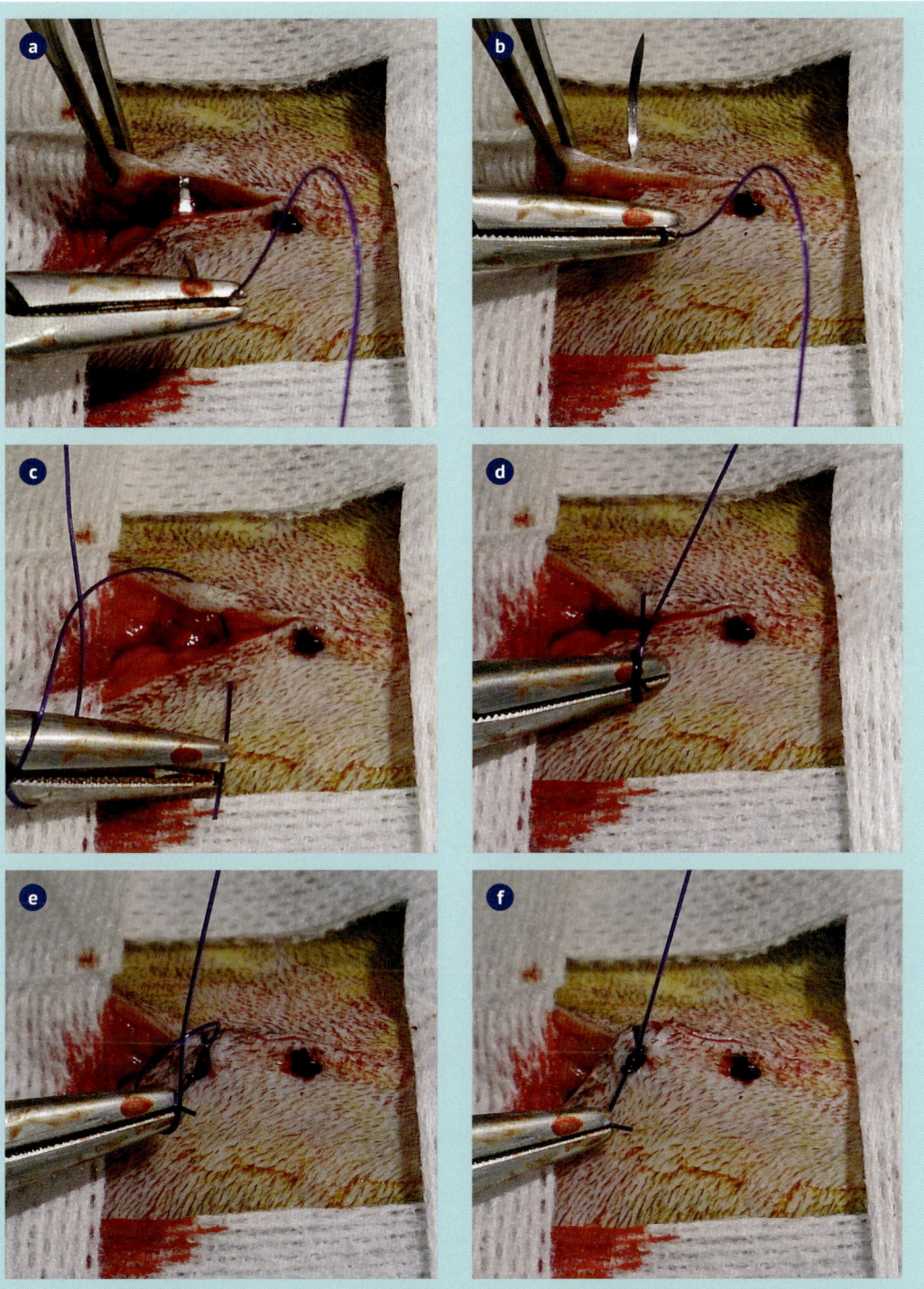

Figura 1. Procedimiento para realizar un punto simple.

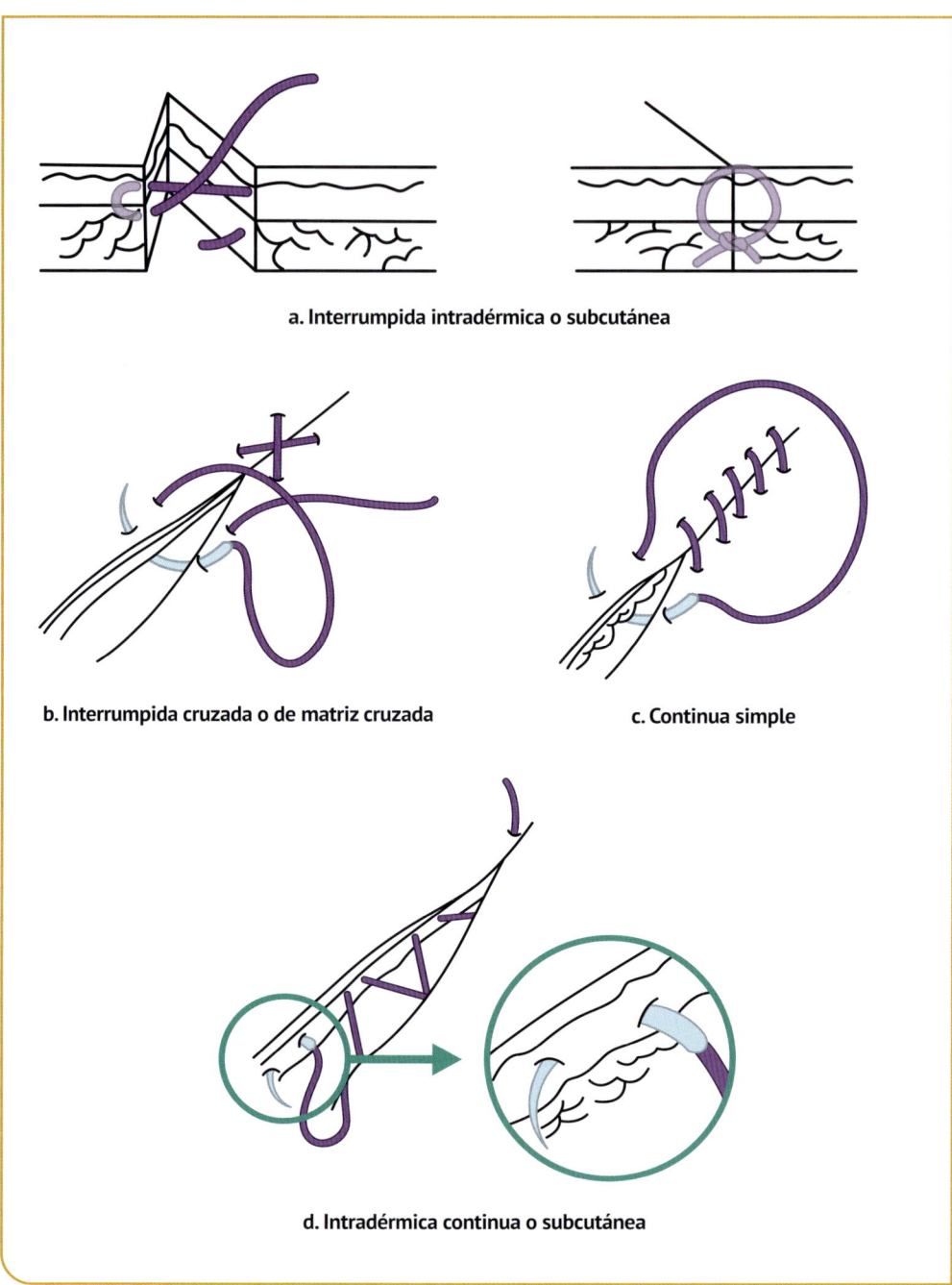

a. Interrumpida intradérmica o subcutánea

b. Interrumpida cruzada o de matriz cruzada

c. Continua simple

d. Intradérmica continua o subcutánea

Figura 2. Suturas de coaptación.

Vídeo 2. Sutura de piel con puntos simples en U.

Suturas de tensión

Las suturas de tensión se utilizan, como su nombre indica, para cerrar heridas en piel que están sometidas a fuerzas tensiles que comprometerían su reparación con una sutura normal. Dentro de este tipo de suturas, la que más se utiliza en la práctica quirúrgica es la sutura en puntos en U vertical (fig. 3). Es una sutura sencilla, que soporta bien la tensión y estéticamente produce una buena cicatrización.

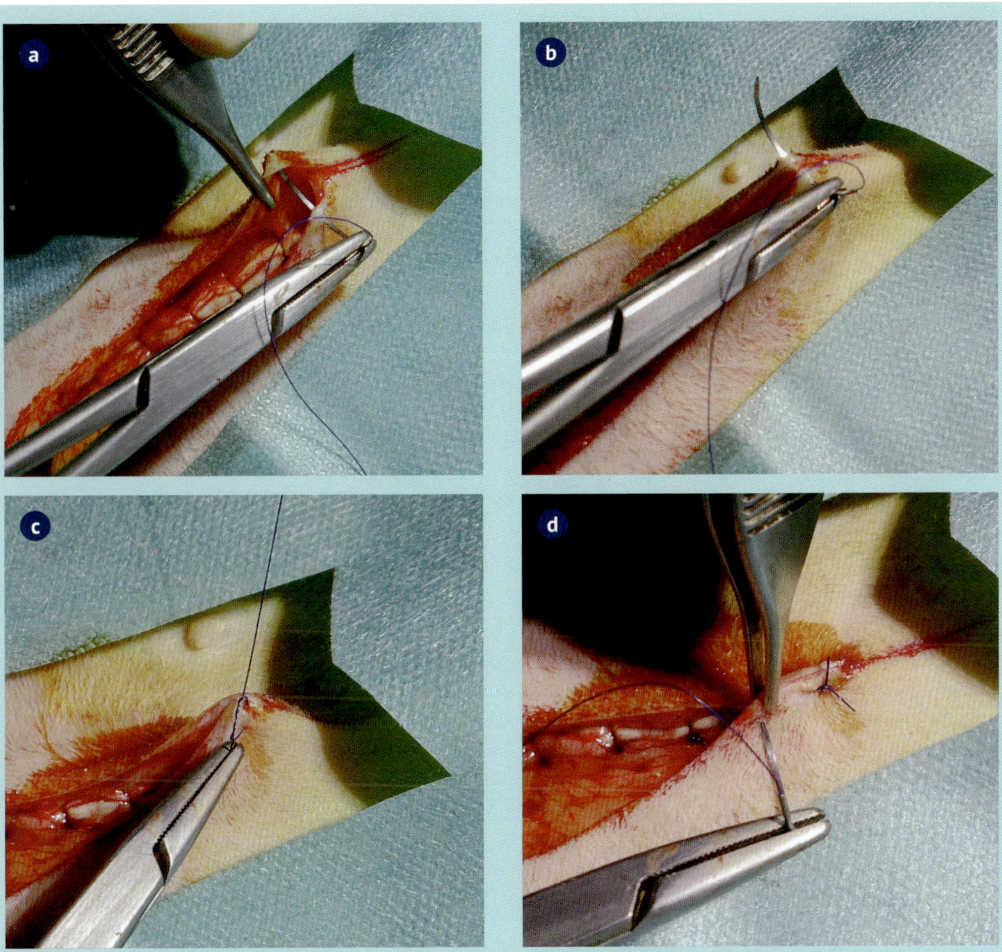

Figura 3. Sutura de tensión. Procedimiento para aplicar puntos sueltos en U.

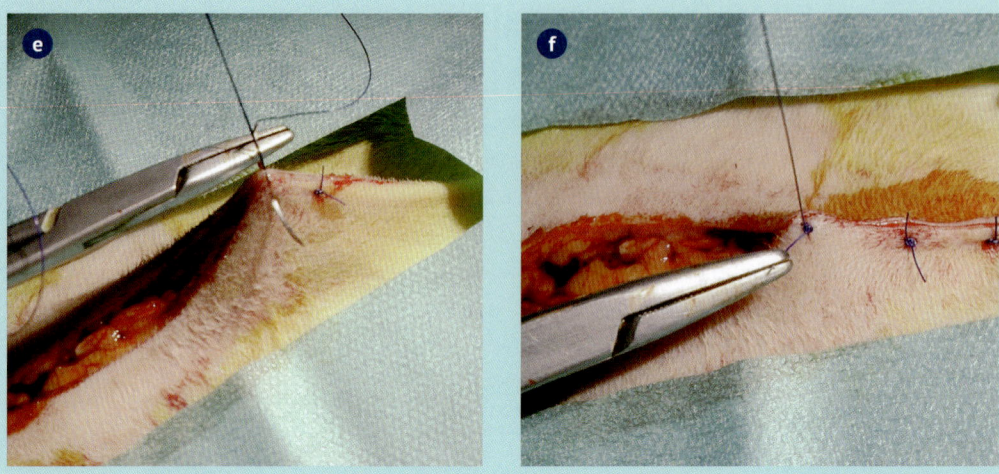

Figura 3. Sutura de tensión. Procedimiento para aplicar puntos sueltos en U.

En la figura 4 se muestran las diferentes suturas de tensión.

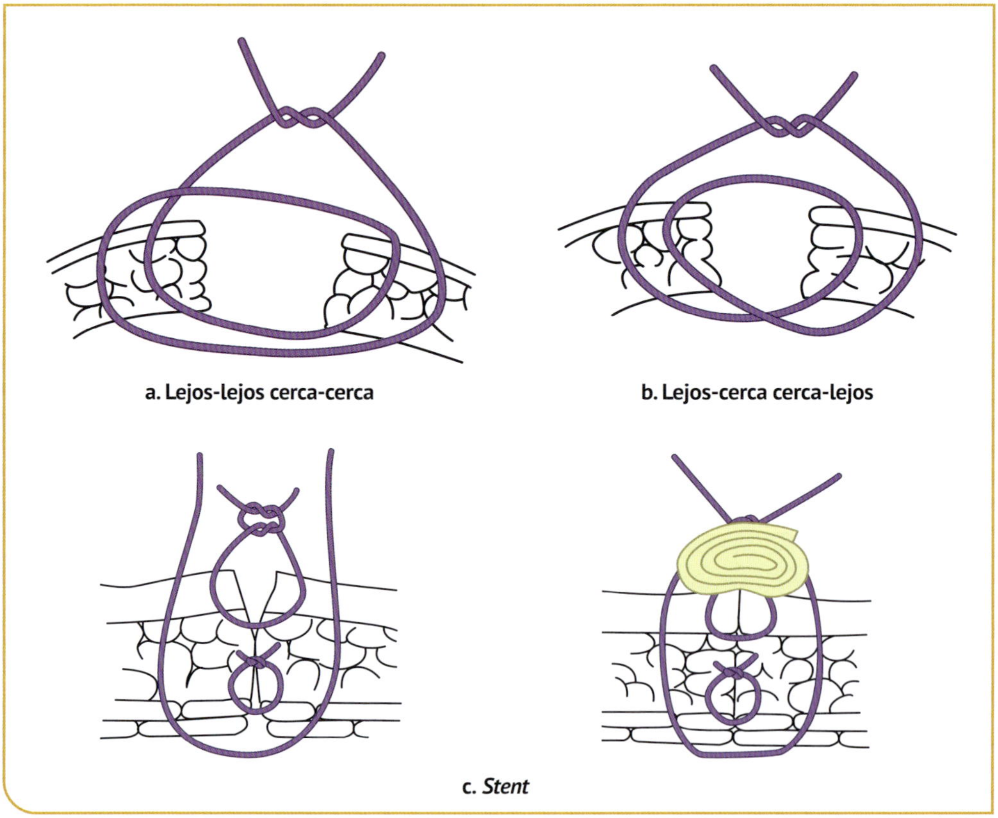

a. Lejos-lejos cerca-cerca

b. Lejos-cerca cerca-lejos

c. Stent

Figura 4. Suturas de tensión.

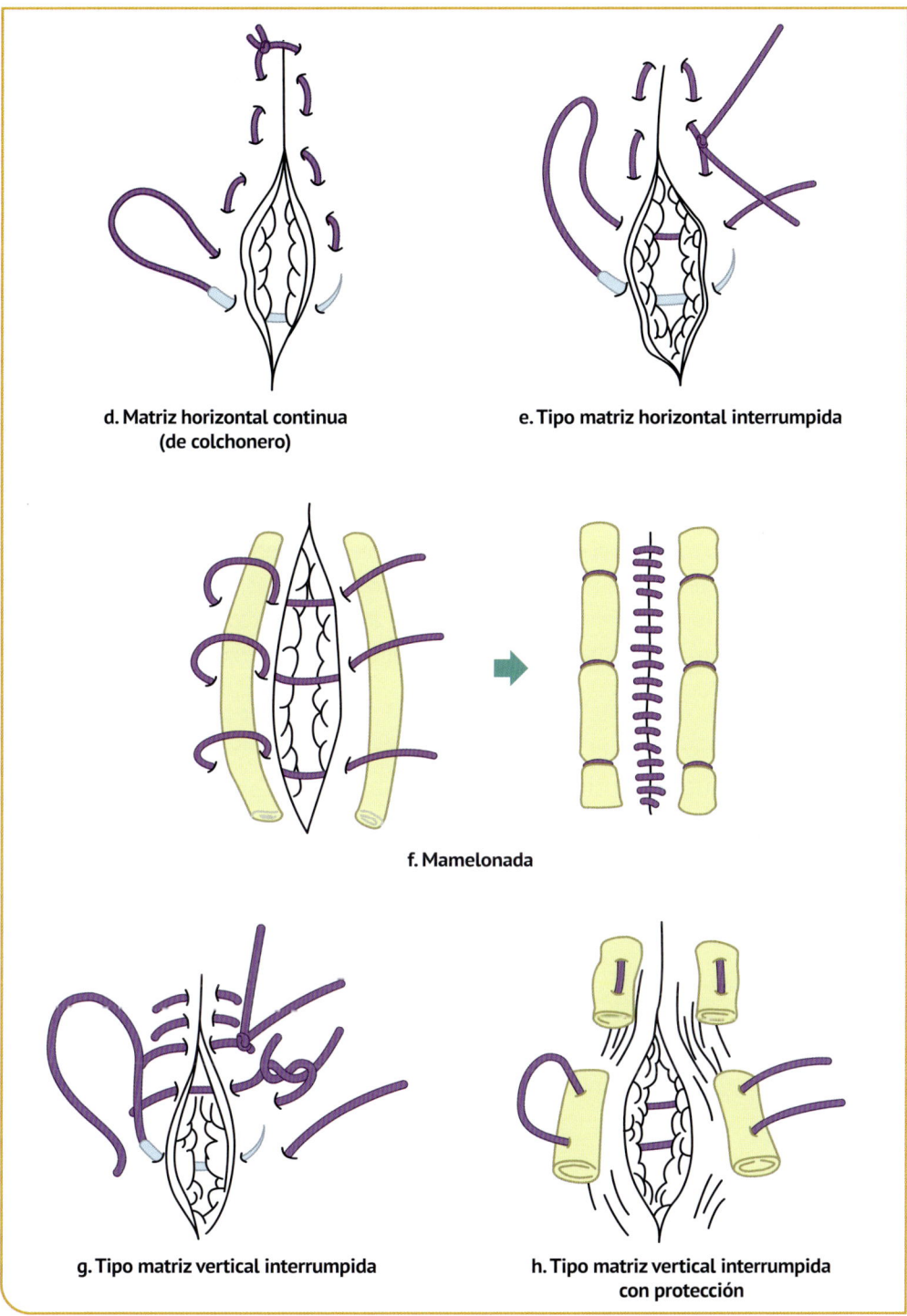

d. Matriz horizontal continua (de colchonero)

e. Tipo matriz horizontal interrumpida

f. Mamelonada

g. Tipo matriz vertical interrumpida

h. Tipo matriz vertical interrumpida con protección

Figura 4. Suturas de tensión.

Tejido subcutáneo

El tejido subcutáneo es un estrato de unión entre la piel y diferentes estructuras (músculo, cartílago, fascias) (fig. 5). Por lo tanto, la función de la sutura es aproximar las estructuras adyacentes con la menor cantidad de material de sutura evitando dejar espacios huecos que favorecerían la aparición de seromas.

El tejido subcutáneo está formado en su mayor parte por tejido adiposo. Es un tejido muy friable y que fácilmente se puede infectar, de ahí la importancia de usar la menor cantidad de material de sutura. Para el cierre del tejido subcutáneo utilizaremos materiales absorbibles principalmente. Recomendamos el uso de poliglactina 910 de bajo peso molecular y de ácido poliglicólico de bajo peso molecular. Son suturas con una reabsorción rápida, ya que este tipo de tejido normalmente no soporta tensión y no requiere largos periodos de cicatrización.

Si bien el uso de materiales multifilamento aumenta el riesgo de infección, son más manejables que los monofilamento; uno de los objetivos del cierre de tejido subcutáneo es lograr un adecuado afrontamiento de la piel para su posterior cierre y con suturas multifilamento es más sencilla la ejecución.

> En tejido subcutáneo utilizaremos preferiblemente suturas de rápida absorción.

Tipos de suturas aplicadas en tejido subcutáneo:
- Puntos simples (vídeo 3).
- Continua (fig. 5).
- Interrumpida intradérmica o subcutánea (fig. 2a).
- Intradérmica continua o subcutánea (fig. 2d).

Vídeo 3. Sutura de tejido subcutáneo con puntos simples.

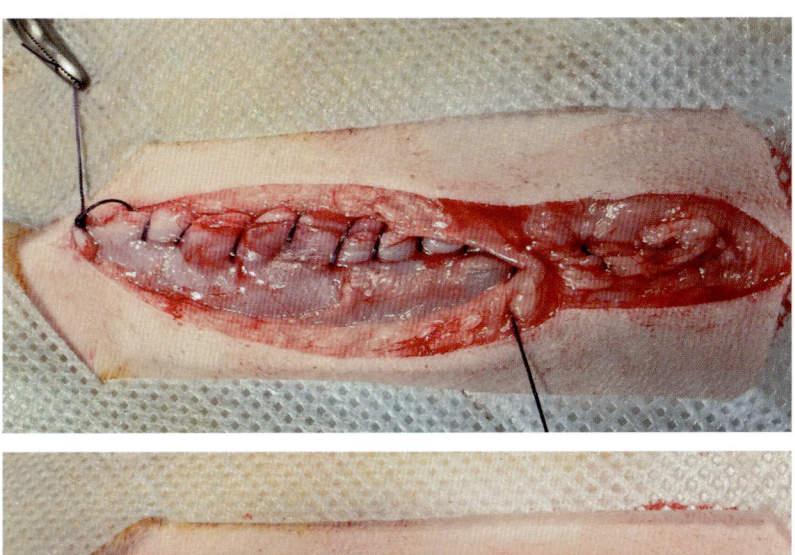

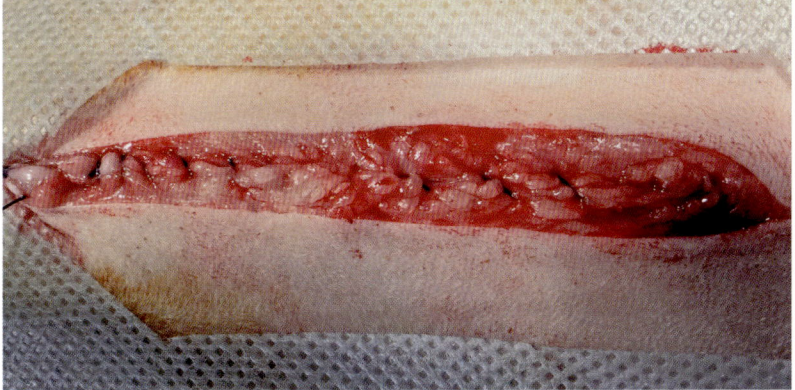

Figura 5. Sutura continua de tejido subcutáneo.

Fascias o aponeurosis

Las fascias o aponeurosis son tejidos que en determinadas localizaciones anatómicas soportan una gran tensión, por lo que cuando abordamos la sutura de dichas estructuras, tendremos que tener en cuenta la fuerza tensil que deberá soportar la sutura. Por ello, en la mayoría de los casos utilizaremos suturas monofilamento no absorbibles de nailon, polipropileno y poliéster. En el caso de necesitar una mayor fuerza tensil, recurriremos al hilo de acero. En determinadas fascias es posible utilizar materiales absorbibles como el ácido poliglicólico y la poliglactina 910.

En cuanto a las agujas, las indicadas son de 1/2 círculo triangulares y de reverso cortante que nos permitan atravesar con facilidad la fascia.

Una de las suturas de aponeurosis que más habitualmente realiza un cirujano veterinario, es la de la línea alba abdominal cuando se realizan cirugías digestivas y genitourinarias. Es un cierre que soporta tensión, si bien permite el uso de suturas absorbibles para producir una resolución quirúrgica más estética. Podemos utilizar monofilamento absorbibles o multifilamento absorbibles. El cierre de la línea alba se puede hacer con puntos simples (fig. 6; vídeo 4), o bien podemos realizar una sutura continua doble (fig. 7; vídeo 5).

Es muy importante tener en cuenta cuando cerramos la línea alba, la posible existencia de una hernia umbilical en la zona, ya que en ese caso hay que valorar la posibilidad de utilizar monofilamento no absorbible que nos asegure la reparación del defecto herniario y que no recidive.

Para el resto de fascias o aponeurosis utilizaremos:

- Puntos simples.
- Técnica de Smead-Jones. Técnica de profundo-superficial para el cierre de heridas abdominales. Es segura y rápida, proporciona un buen apoyo durante la pronta cicatrización, con una baja incidencia de ruptura de la herida (fig. 8).

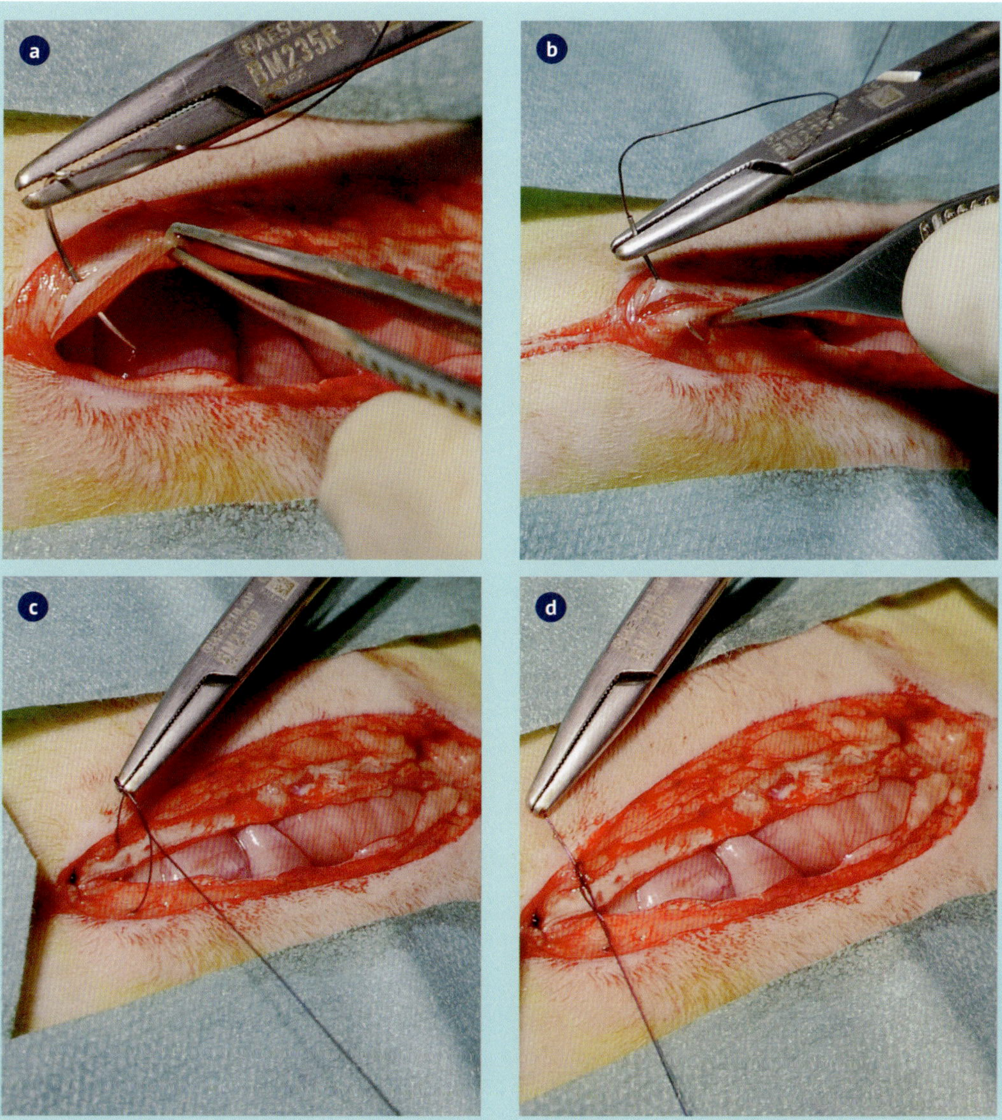

Figura 6. Sutura de la musculatura de la línea alba con puntos sueltos.

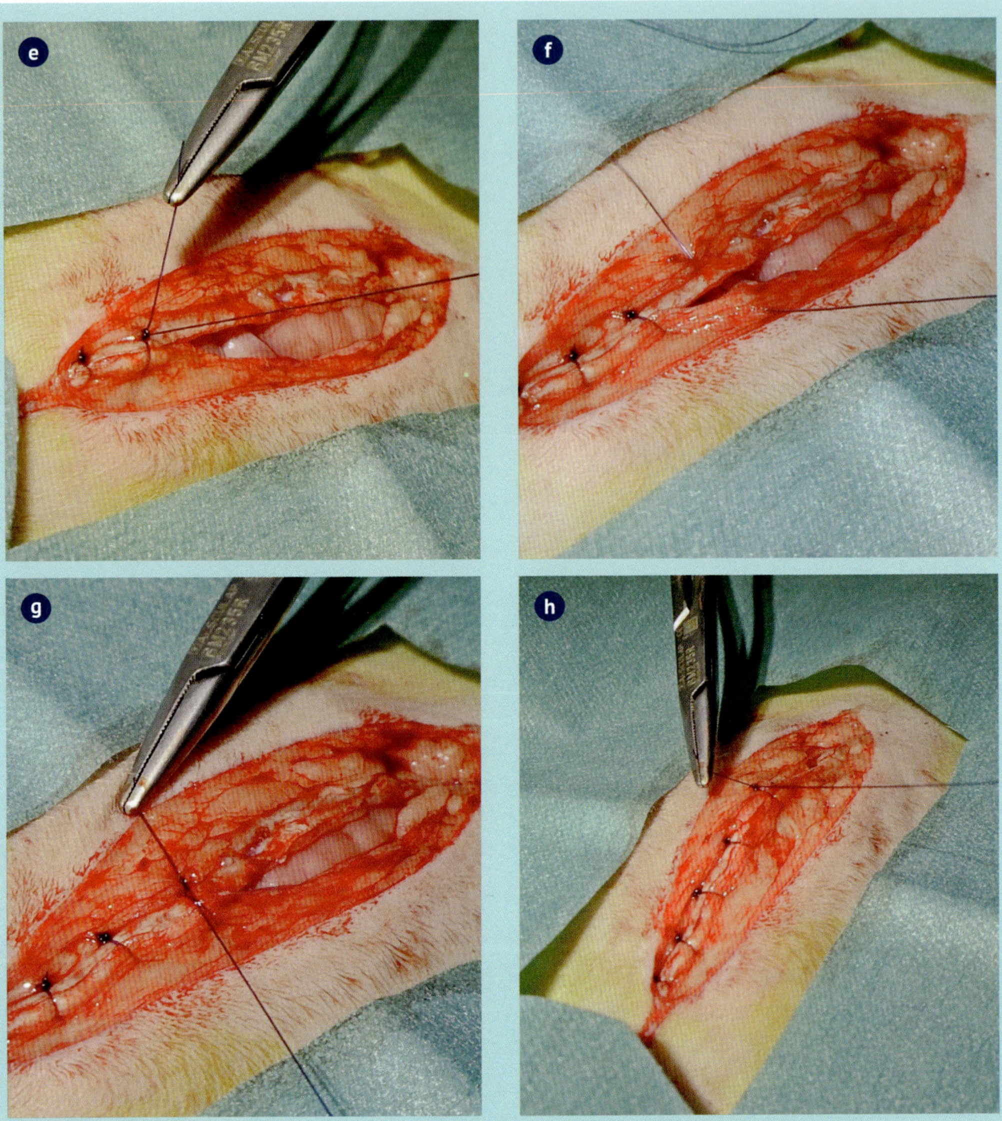

Figura 6. Sutura de la línea alba con una sutura simple con puntos sueltos.

Vídeo 4. Sutura de la musculatura y del tejido subcutáneo de la línea alba con puntos simples.

Vídeo 5. Sutura continua de línea alba.

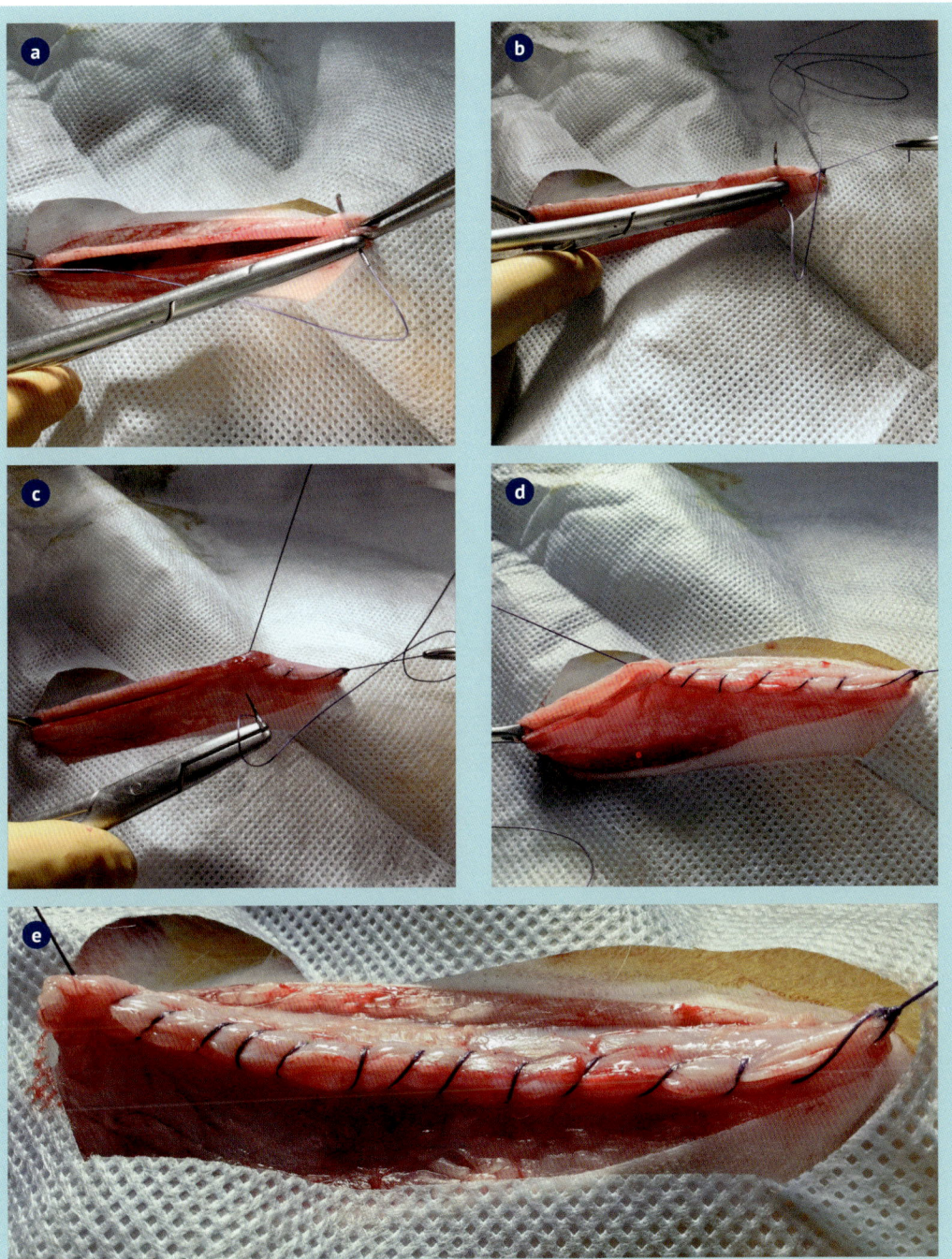

Figura 7. Sutura continua doble para aponeurosis.

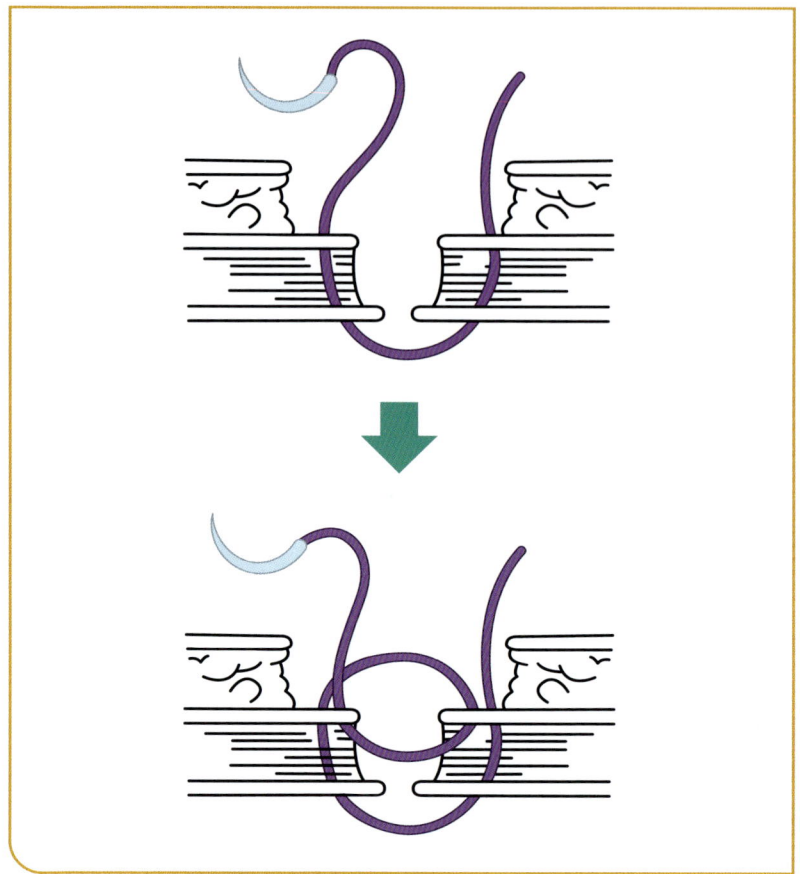

Figura 8. Representación de la técnica de Smead-Jones para suturar fascias.

Músculos

El tejido muscular, debido a sus peculiaridades anatómicas, es un tejido que no soporta bien la sutura.

Antes de aplicar la sutura en un músculo, se debe elegir un tipo u otro de material, teniendo en cuenta su espesor y el grado e intensidad de contracción a los que será sometido. Normalmente, utilizaremos materiales absorbibles monofilamento y multifilamento.

Las agujas que se necesitan serán de 1/2 círculo y de punta triangular y de diferentes tamaños en función del espesor del músculo.

Vídeo 6. Sutura de músculo con puntos simples.

Tipos de suturas en tejido muscular:

- Suturas de retención (fig. 9).
- Lejos-lejos cerca-cerca (fig 4a).
- Lejos-cerca cerca-lejos (fig 4b).

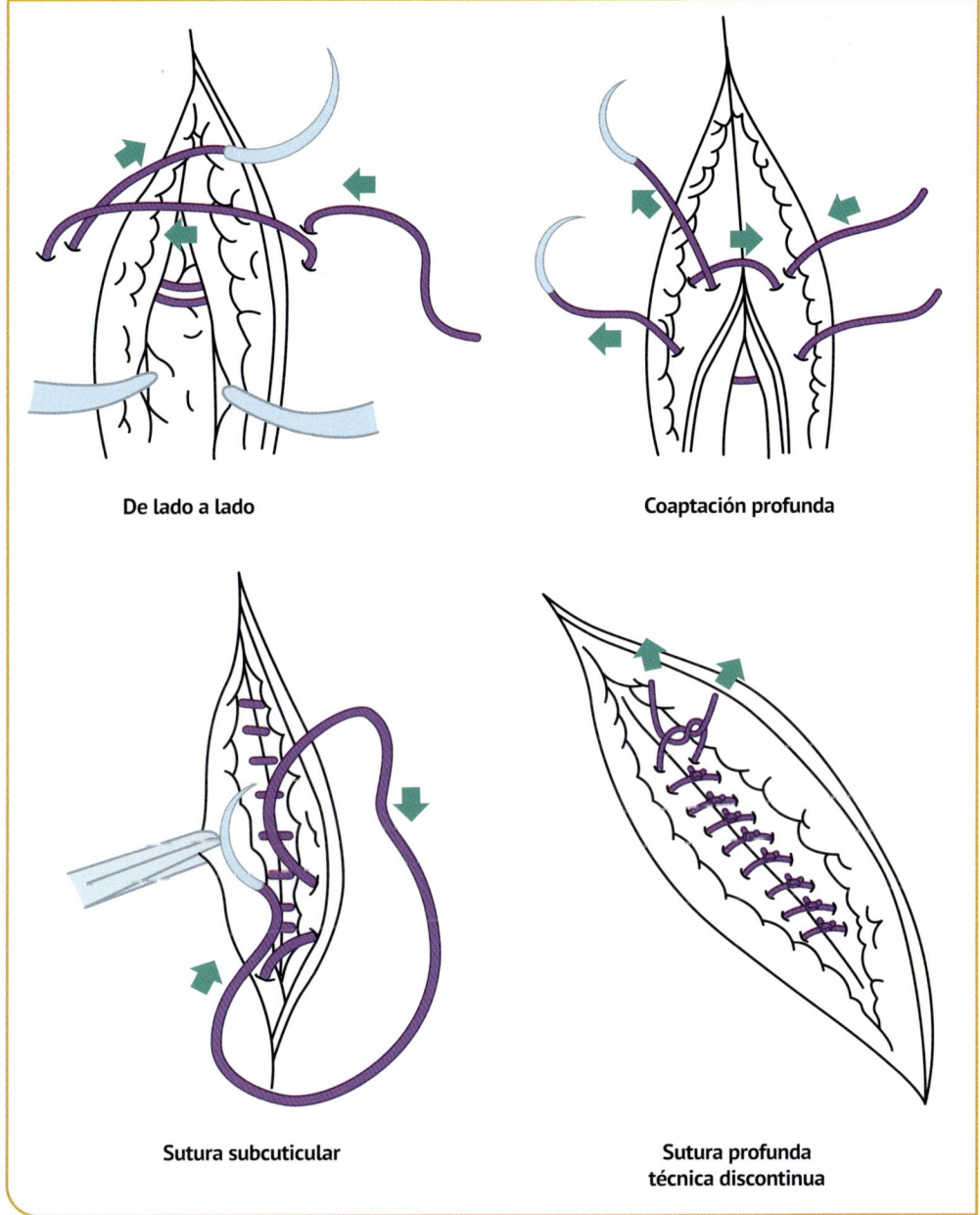

De lado a lado

Coaptación profunda

Sutura subcuticular

**Sutura profunda
técnica discontinua**

Figura 9. Sutura de retención. Utilizada normalmente para evitar eventraciones posquirúrgicas.

Tracto gastrointestinal

La sutura del tracto gastrointestinal requiere una metodología y una técnica precisa por parte del cirujano veterinario, ya que estamos suturando un tejido que tiene una parte séptica y una aséptica. Además, es una estructura delicada y en constante movimiento. Con la sutura debemos garantizar una estanqueidad del tracto digestivo que evite pérdidas del interior hacia la cavidad abdominal, que podrían desencadenar una peritonitis localizada o generalizada. También tendremos que garantizar una sutura que evite el origen de focos isquémicos y conseguir un cierre estanco sin comprometer el diámetro de la luz intestinal.

Tipos de suturas para cerrar el aparato digestivo:
- Puntos simples, cierre en capa simple (fig. 10).
- Suturas de inversión (fig. 11).

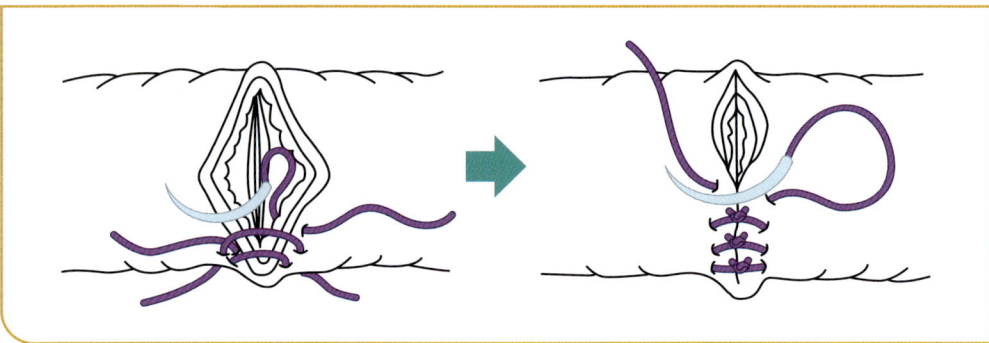

Figura 10. Puntos simples, cierre en capa simple aplicado en tracto intestinal.

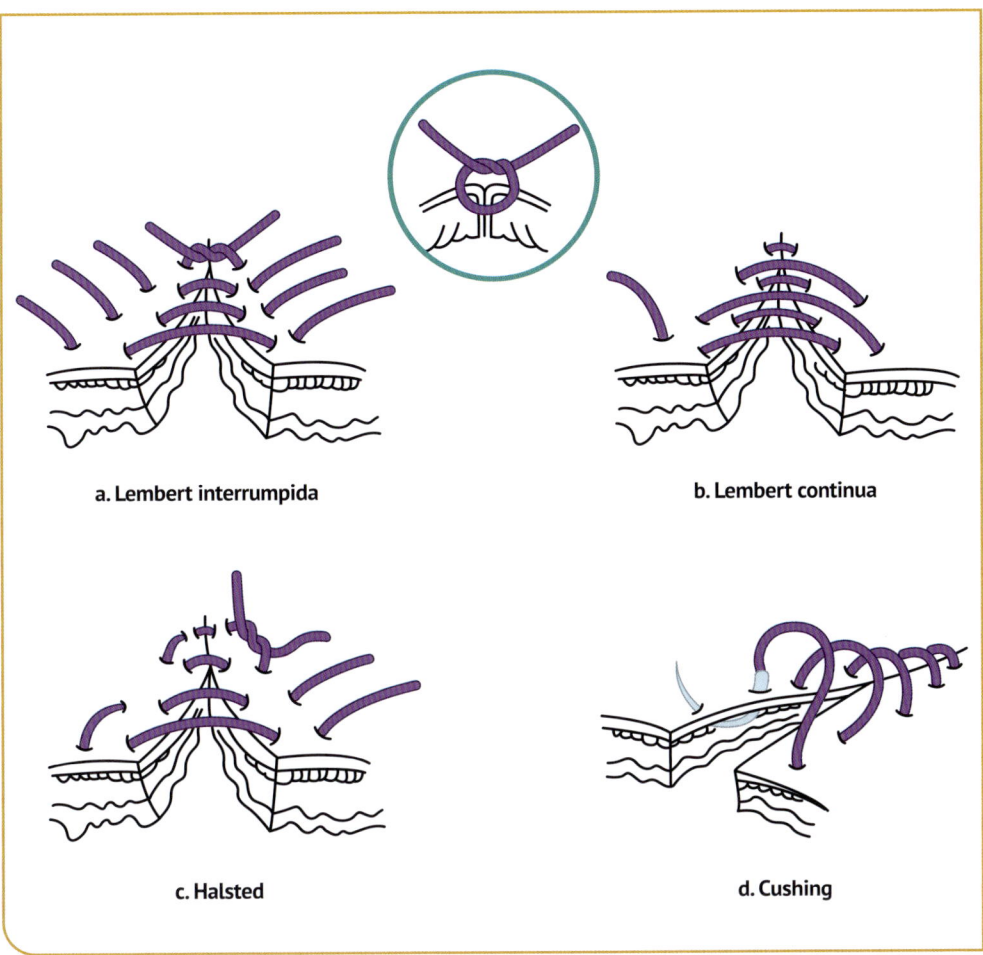

a. Lembert interrumpida

b. Lembert continua

c. Halsted

d. Cushing

Figura 11. Suturas de inversión.

Estómago

La sutura más frecuente en estómago se realiza en las gastrotomías. Hay que tener en cuenta que las heridas en estómago logran una resistencia máxima a los 14-21 días tras la intervención, y alcanzan el máximo punto de síntesis de colágeno a los 5 días. Lo fundamental a la hora de realizar una sutura de estómago es preservar la estanqueidad y minimizar el riesgo de infección. Para ello es fundamental utilizar una aguja de punta cilíndrica que no desgarre el tejido. Esta premisa es válida para todo el tracto gastrointestinal.

En cuanto al material, utilizaremos suturas absorbibles. Pueden ser monofilamento o multifilamento, y si bien las monofilamento no son tan manejables, recomendamos su uso, ya que su menor capilaridad disminuye el riesgo de infección.

Recomendamos hacer el cierre de las gastrotomías en dos planos. Una primera línea de sutura simple continua y volver con una sutura reinvertida de Lembert. Con esto aseguramos un cierre seguro y estanco del estómago (fig. 12).

Intestino delgado

A la hora de suturar el intestino delgado, tendremos en cuenta las mismas consideraciones que con el estómago, con la salvedad de preservar el diámetro de la luz intestinal cuando cerremos la herida. Además, en intervenciones realizadas en la parte proximal del intestino delgado deberemos garantizar una correcta estanqueidad para evitar el vertido de bilis y jugos pancreáticos que podrían ocasionar una grave peritonitis química.

> El cierre de la porción proximal del intestino delgado debe ser perfectamente estanco para evitar pérdidas de fluidos contaminantes en la cavidad abdominal que puedan provocar una peritonitis.

El intestino delgado cicatriza rápidamente, la sutura alcanza su máxima firmeza a los 14 días aproximadamente.

En cuanto a los materiales, utilizaremos suturas absorbibles monofilamento o multifilamento. Recomendamos las monofilamento. Las agujas, al igual que en el resto del tracto intestinal, deben ser de punta cilíndrica.

La técnica de cierre que recomendamos es idéntica a la realizada en estómago (fig. 12) cuando se trata de heridas longitudinales. Si se trata del cierre de heridas transversales que afectan a todo el tubo digestivo, está indicada la sutura con puntos sueltos mediante aposición de los bordes, como se muestra en las figuras 10 y 13.

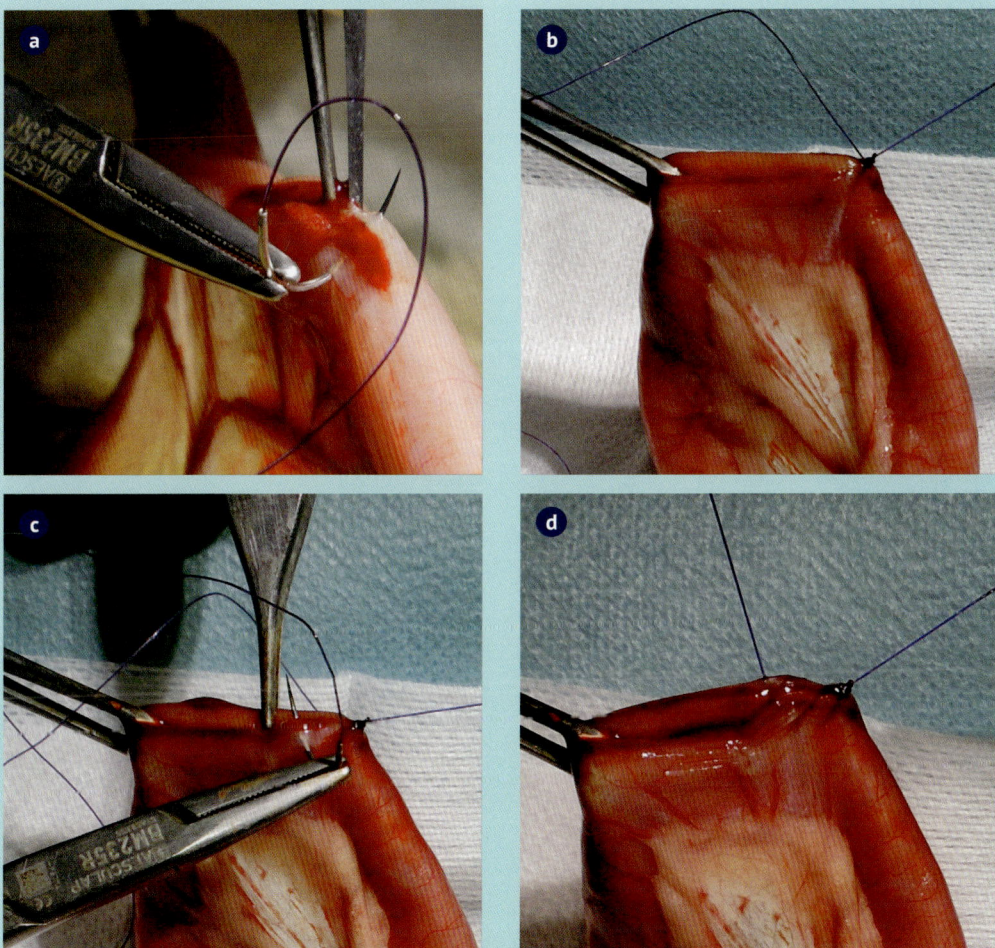

Figura 12. El tipo de sutura aplicada en todo el tracto gastrointestinal es, en primer lugar, una sutura continua simple y a continuación, se vuelve con una sutura reinvertida de Lembert. En la imagen se muestra la sutura realizada en intestino delgado: sutura continua simple para cerrar (figs. a-f) y a continuación, una sutura reinvertida de Lembert (figs. g-i).

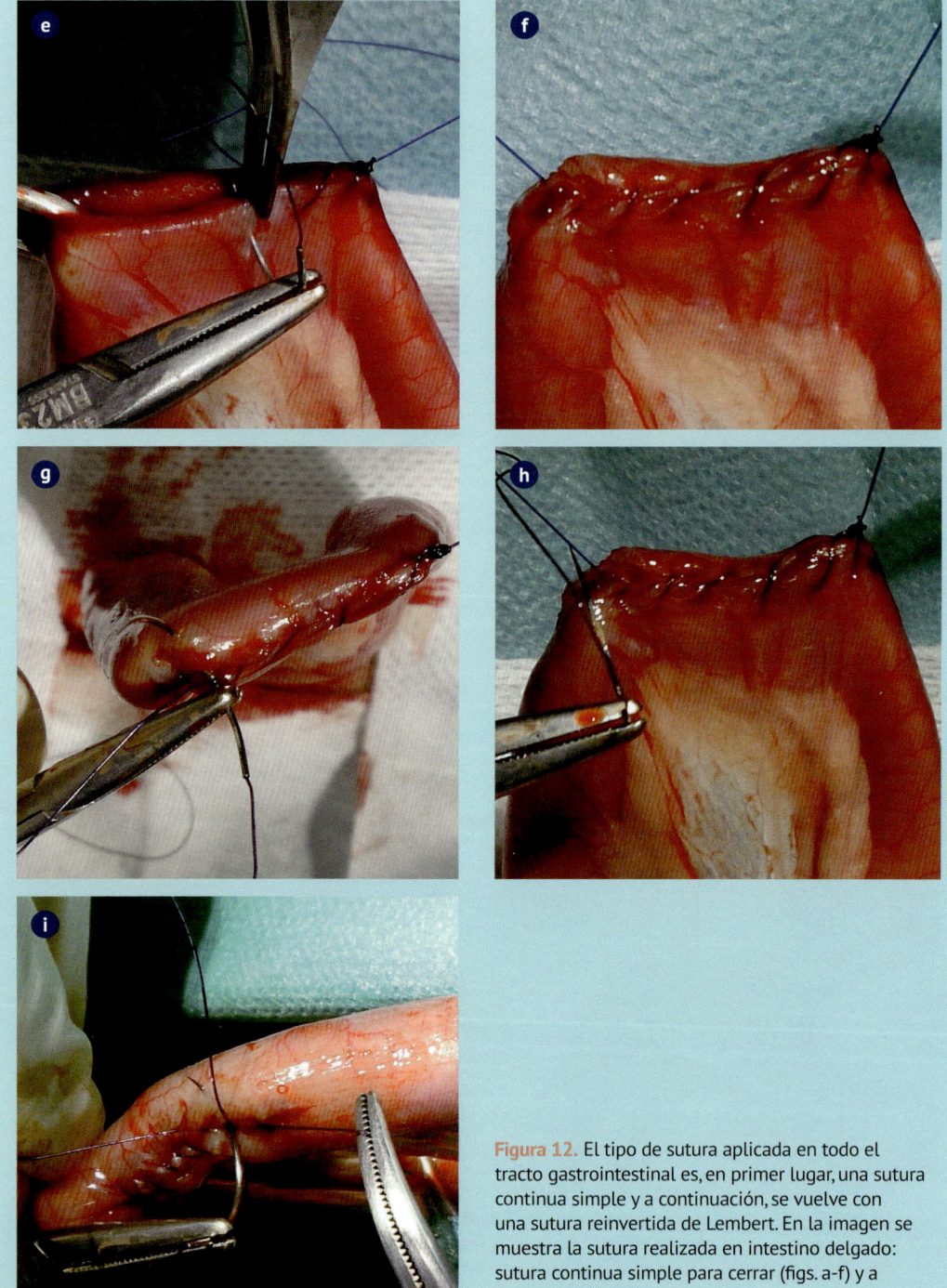

Figura 12. El tipo de sutura aplicada en todo el tracto gastrointestinal es, en primer lugar, una sutura continua simple y a continuación, se vuelve con una sutura reinvertida de Lembert. En la imagen se muestra la sutura realizada en intestino delgado: sutura continua simple para cerrar (figs. a-f) y a continuación, una sutura reinvertida de Lembert (figs. g-i).

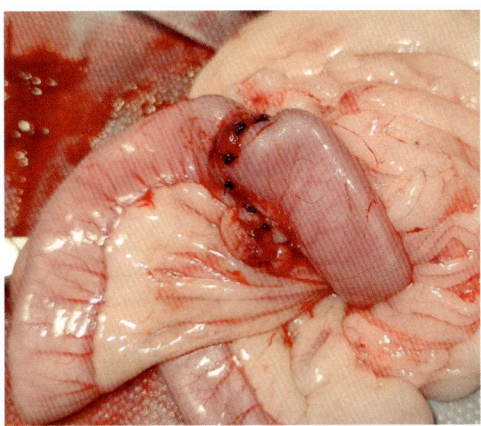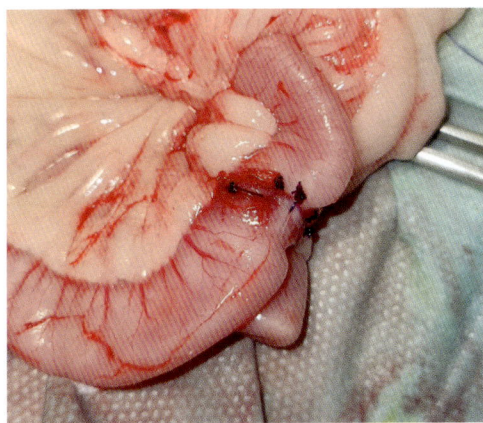

Figura 13. Sutura en capa simple de muscular y mucosa con puntos sueltos.

Colon

El mayor problema que presenta esta parte del intestino grueso es su alto contenido microbiano. Debemos asegurar un cierre estanco, para evitar la contaminación bacteriana. La cicatrización es similar a la del estómago e intestino delgado. Al igual que en el resto del tracto intestinal, recomendamos el uso de material monofilamento absorbible y aguja de punta cilíndrica.

Recto

El recto es la porción del aparato digestivo con un periodo de cicatrización mayor debido a que su parte más distal está por debajo del peritoneo pelviano y no tiene serosa. En las anastomosis se debe incluir una gran parte del músculo. Además, las suturas deben anudarse cuidadosamente para evitar desgarros tisulares con el hilo.

Se trata de un punto con una gran concentración bacteriana, por lo que debemos asegurar la estanqueidad de la sutura y utilizar preferentemente monofilamento absorbibles con aguja de punta roma.

Para la resolución de los prolapsos rectales (patología frecuente en cachorros), será necesaria la realización de una sutura en bolsa de tabaco (fig. 14).

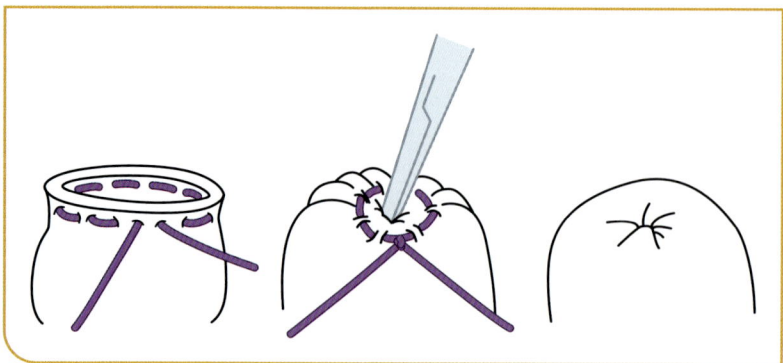

Figura 14. Sutura en bolsa de tabaco.

Vasos sanguíneos

Las agujas utilizadas para suturar los vasos deben ser de punta cilíndrica, curvadas 3/8 de círculo y atraumáticas.

Una reacción excesiva del tejido frente al material de sutura puede disminuir el diámetro luminal o formar un trombo en un vaso. Por eso, los materiales sintéticos más inertes, incluyendo el nailon, poliéster y polipropileno son los elegidos en la anastomosis de los vasos. Las suturas multifilamento de seda o poliéster permiten la coagulación dentro de los intersticios, lo que ayuda a prevenir el derrame en la línea de sutura (fig. 15).

> Es esencial que las suturas vasculares se realicen sin tensión, por el riesgo de desgarro.

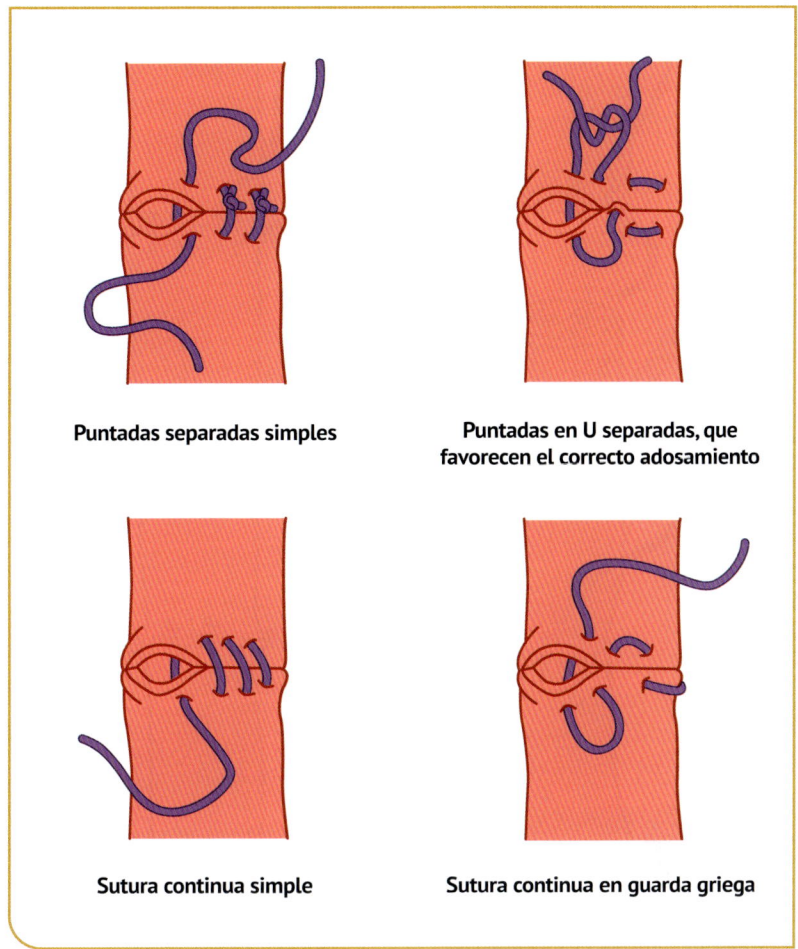

Puntadas separadas simples

Puntadas en U separadas, que favorecen el correcto adosamiento

Sutura continua simple

Sutura continua en guarda griega

Figura 15. Técnicas de sutura de vasos.

Nervios

La sutura de nervios se realiza con microcirugía y se deben utilizar exclusivamente agujas atraumáticas de 3/8, 1/4 de círculo con punta cilíndrica.

Para obtener buenos resultados funcionales, el afrontamiento de los cabos nerviosos debe ser muy exacto. Los hilos más utilizados son nailon y polipropileno 11/0, 10/0 o 9/0 ya que, por su calibre, producen una mínima reacción tisular (fig. 16).

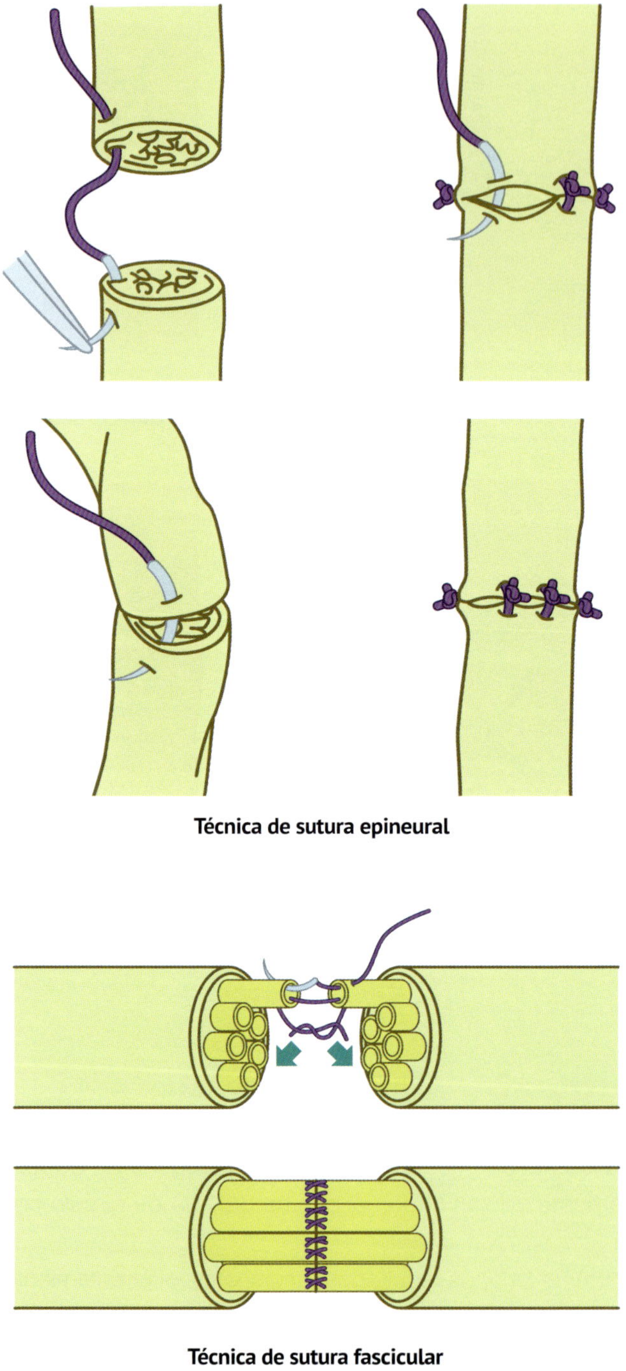

Técnica de sutura epineural

Técnica de sutura fascicular

Figura 16. Suturas de nervios.

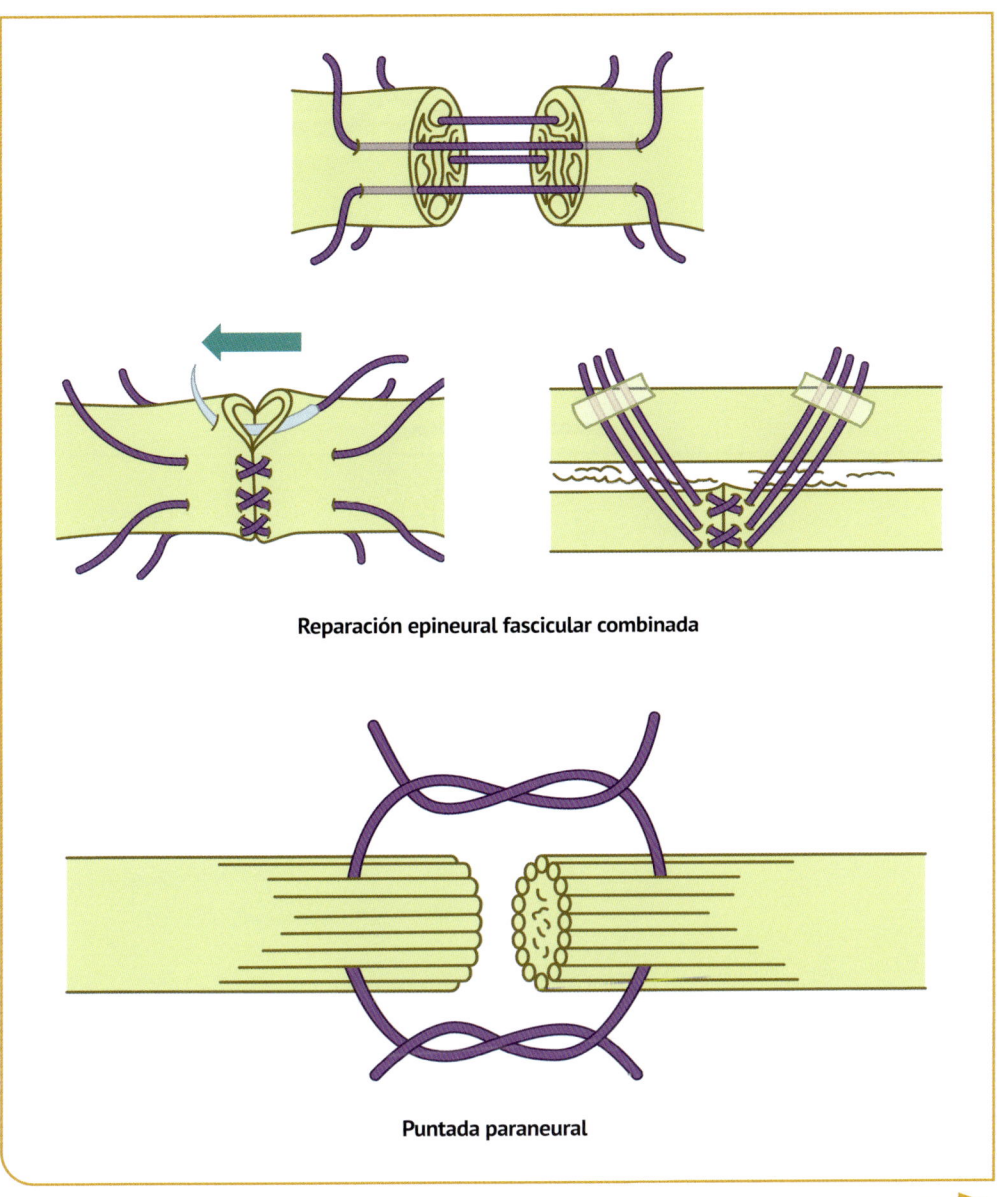

Reparación epineural fascicular combinada

Puntada paraneural

Figura 16. Suturas de nervios.

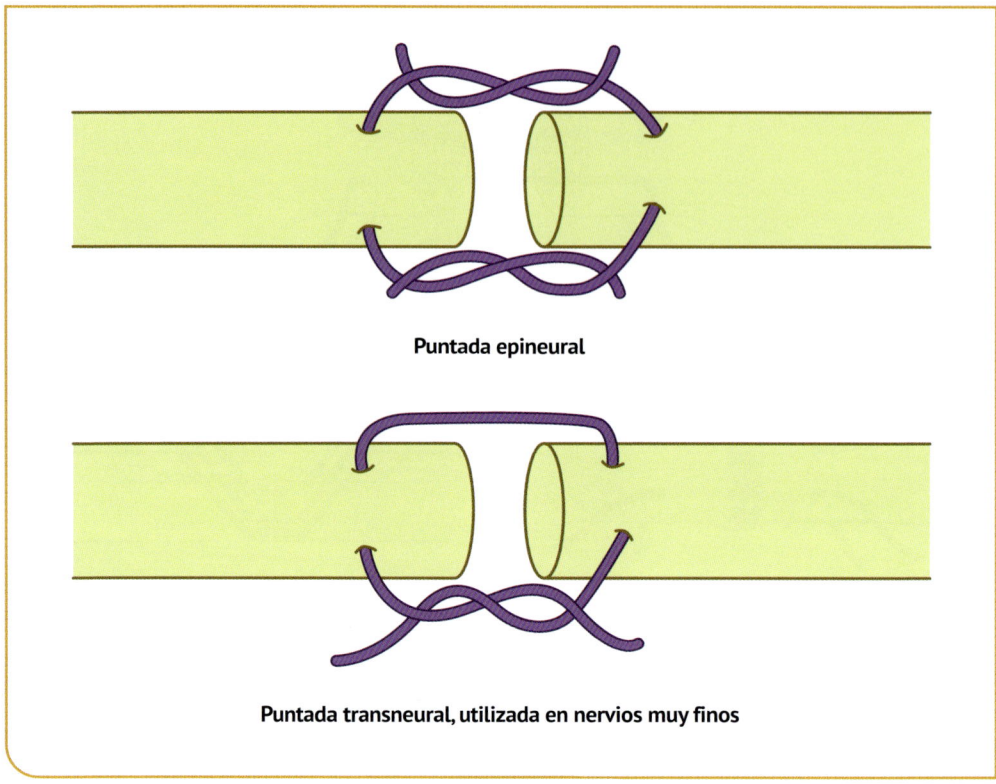

Puntada epineural

Puntada transneural, utilizada en nervios muy finos

Figura 16. Suturas de nervios.

Tendones

La mayoría de las lesiones de tendón se deben a un trauma, y la herida puede estar sucia. Además, los tendones cicatrizan lentamente.

En estos casos se deben utilizar agujas de punta triangular. El material de sutura debe ser inerte y resistente, y es recomendable evitar las suturas con un alto grado de elasticidad. Se pueden usar materiales sintéticos no absorbibles como polipropileno, poliéster, nailon, acero, inoxidable poliflar, y absorbibles como la polidioxanona.

Tracto urinario

Cuando vamos a suturar tejido urinario, nos enfrentamos a un tejido que separa el contenido abdominal de la orina. Por tanto, si se van a realizar suturas en el tracto urinario, es imprescindible asegurar la estanqueidad de los mismos. Las intervenciones más frecuentes se realizan en vejiga y uretra.

La vejiga de la orina es un órgano muscular hueco que almacena la orina procedente de los riñones a través de los uréteres y eliminada a través de la uretra. Su expulsión es posible gracias a la acción del músculo detrusor (fibras de músculo liso parietales). Es un órgano que varía su tamaño en función del volumen de orina que contenga.

La pared vesical cicatriza rápidamente y recupera su fuerza tensil en 14 días. Por esto utilizaremos material absorbible.

> El uso de material no absorbible en vejiga puede favorecer la aparición de cálculos, motivo por el que su uso no está indicado en este caso.

En el cierre de la vejiga es muy importante la correcta elección del material de sutura así como de la aguja. Siempre utilizaremos agujas cilíndricas atraumáticas, y el material de elección será monofilamento absorbible (disminuye el riesgo de infección y de calculogénesis). El cierre de la vejiga lo realizaremos con una sutura simple continua procurando no llegar a la mucosa y volveremos con una sutura continua reinvertida de Lembert. Este tipo de cierre nos asegura la impermeabilidad de la incisión y minimiza el riesgo de adherencias, ya que el material expuesto es mínimo (fig. 17).

Tipos de suturas aplicadas en el tracto urinario:
- Puntos simples (fig. 10).
- Lembert interrumpida (fig 11a).
- Lembert continua (fig. 11b).
- Halsted (fig. 11c).
- Cushing (fig. 11d).

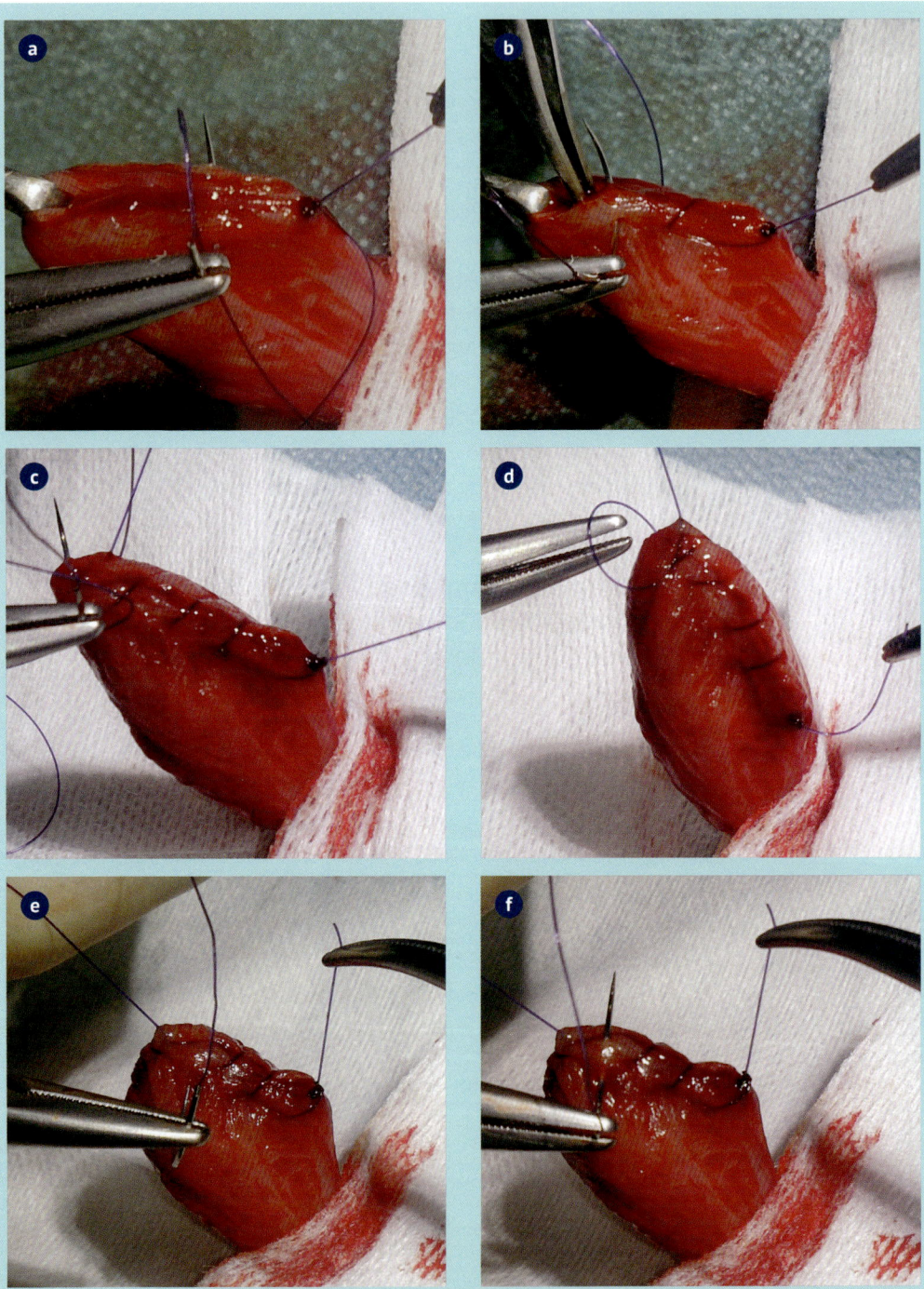

Figura 17. Para suturar vejiga, como en el caso de tejido intestinal, se aplica en primer lugar una sutura continua simple (figs. a-c) y se vuelve con una sutura continua reinvertida de Lembert (figs. d-f).

Órganos parenquimatosos

Debido a que estos órganos (hígado, bazo y riñón) están compuestos principalmente por células con un reducido tejido conectivo como soporte, se debe intentar reparar la cápsula fibrosa exterior de tejido lesionado. En ausencia de hemorragias, se aplica una pequeña tensión en la línea de sutura y solo se necesita aplicar suturas de tamaño pequeño. Si el tejido no se puede aproximar, será suficiente con atar un trozo de epiplón sobre el defecto para conseguir el cierre.

Las laceraciones en esta área tienden a cicatrizar con rapidez. Los vasos grandes se pueden ligar con seda, ácido poliglicólico o poliglactina 910. Para la contención de la superficie de estos órganos, se utilizan suturas absorbibles de ácido poliglicólico o poliglactina 910 en forma de cinta. La aguja debe tener cuerpo redondo y punta roma, ya que es necesaria una cierta flexibilidad para aproximar los bordes de la herida manteniendo la vascularización y evitando desgarros.

Las suturas aplicadas en hígado, bazo y riñón deben ser puntos simples mediante suturas con agujas de punta roma y cinta absorbible (ácido poliglicólico, poliglactina 910, polidioxanona, etc.).

Otras suturas

Las siguientes suturas se utilizan en reducidas ocasiones y en diferentes áreas anatómicas.

- **Sutura de Parker-Ker:** es una combinación de las suturas de Cushing y Lembert. Primero aplicamos la de Cushing y seguidamente cubrimos con una sutura de Lembert (fig. 18a). Se usa para cerrar muñones de vísceras y útero.
- **Sutura travesera de retención:** se utiliza fundamentalmente en piel, en zonas de gran tensión (fig. 18b).
- **Sutura en bolsa de tabaco:** es necesaria en intervenciones en las que se debe evitar la pérdida de contenido, generalmente fluido. Se aplica fundamentalmente en casos de prolapso rectal y para fijar drenajes o tubos a la piel (fig. 14).

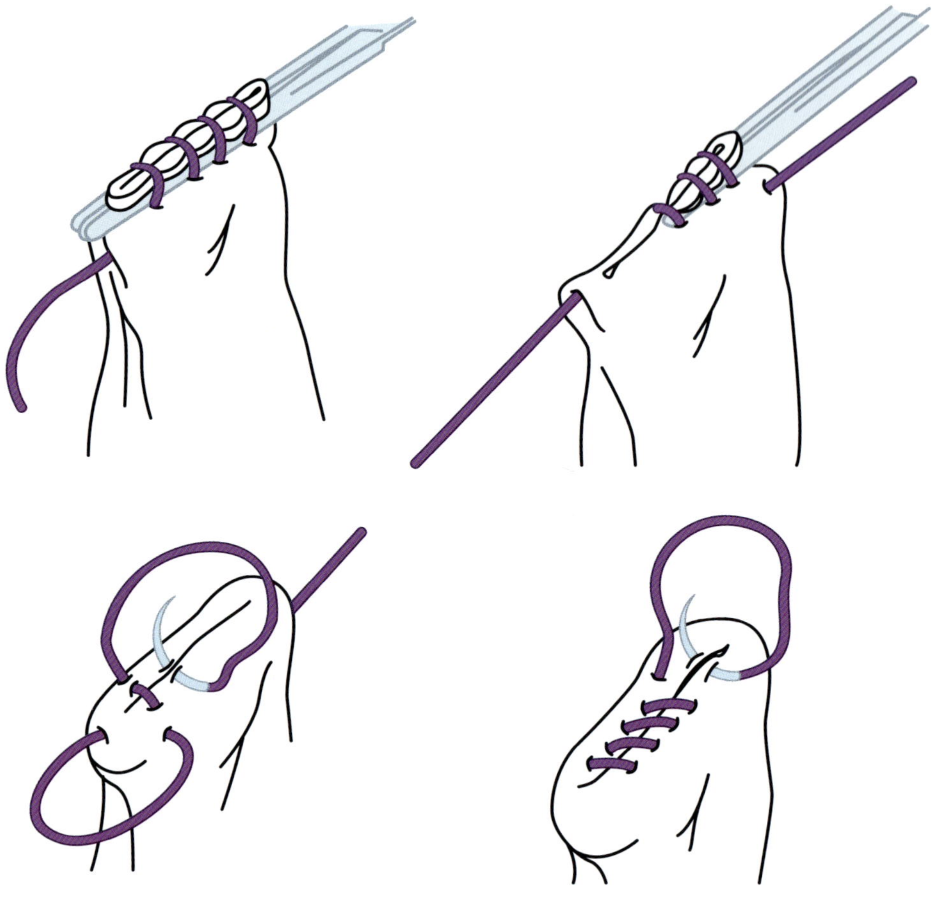

a. Sutura Parker-Ker

Figura 18. Otros tipos de sutura.

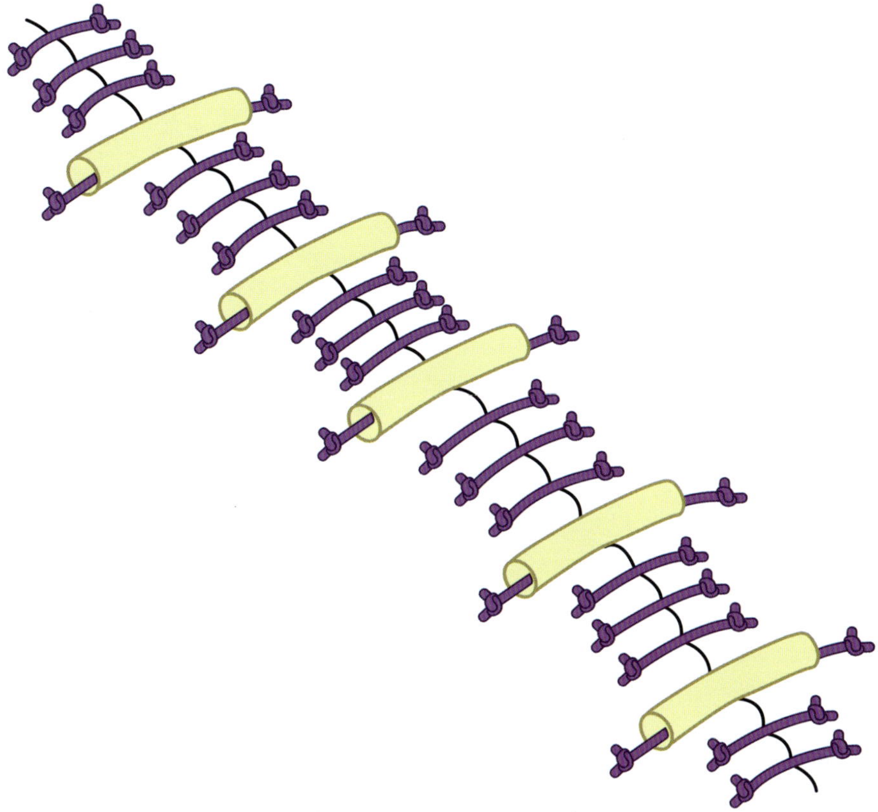

b. Sutura travesera de retención

Figura 18. Otros tipos de sutura.

Para completar la información, dispones de estos vídeos que te mostrarán intervenciones quirúrgicas en las que se han realizado suturas de piel en diferentes áreas orgánicas.

Vídeo 7. Sutura con puntos sueltos del pabellón auricular.

Vídeo 8. Exéresis de lipoma cutáneo y sutura de tejido subcutáneo y piel.

Vídeo 9. Castración en un perro, ligadura de los vasos y sutura de tejido subcutáneo y piel.

Sutura de heridas de especial consideración

Introducción

En la clínica diaria, nos encontramos con heridas en diferentes partes del cuerpo que requieren especial atención cuando se van a suturar, ya que por sus características, área corporal, tipo de tejido, capas afectadas, importancia funcional, etc. es preciso tomar una serie de decisiones que nos permitirán conseguir un cierre con éxito de la herida. En consecuencia, deberemos elegir el procedimiento, el material o el tipo de sutura más apropiado en función de estos aspectos. Por ejemplo, en determinadas estructuras se dará prioridad a la funcionalidad y en otras más expuestas a la vista, además de intentar recuperar la función, trataremos de preservar la estética; en el caso de traumatismos, dependiendo de su profundidad, se verán afectados diferentes tejidos (piel, tejido subcutáneo, músculo, tendones, etc.) que harán necesario cerrar por capas; y en el caso de mordeduras, colocaremos drenajes para evitar infecciones después del cierre (abscesos). Finalmente, de acuerdo con todos estos aspectos y nuestra experiencia, elegiremos un material u otro de sutura (multi o monofilamento, absorbible o no absorbible) y el tipo de aguja (triangular o cilíndrica) o la posibilidad de aplicar grapas cutáneas para realizar la sutura.

En conclusión, para elegir el procedimiento de cierre deberán considerarse los siguientes aspectos de la herida: amplitud, profundidad y características (desgarros, mordeduras, cortes, etc.); a continuación, será muy importante determinar, a qué tejidos afecta y en qué lugar del cuerpo se encuentra y, por último, determinaremos el material de sutura y la aguja que deberemos utilizar.

Será prioritario conservar la funcionalidad fisiológica y la estética en las reparaciones de heridas.

Los mejores resultados estéticos de sutura se consiguen con hilos no reabsorbibles, los de menor calibre, y con agujas de sección triangular, bien afiladas en la punta, para conseguir mayor precisión.

Párpados

La mayoría de las heridas que se presentan en los párpados son provocadas por mordeduras y en menor grado por traumatismos diversos.

Deberemos ser muy cuidadosos con la reparación de heridas en esta zona, pues la función que realizan los párpados, que es la protección del ojo, deberá seguir siendo completamente efectiva, funcional y estéticamente la mejor posible después de la cirugía.

Los párpados están formados por una estructura en dos capas. La capa anterior, está compuesta por piel y músculo orbitario y la capa posterior incluye las glándulas tarsales (o glándulas de Meibomio), tejido conjuntivo y la conjuntiva. Es por su complejidad por lo que requieren de una meticulosa reparación y así obtener unos resultados completamente satisfactorios, siempre sin comprometer su función protectora del globo ocular.

Deberemos considerar la edad y el tipo de lesión que se nos presenta en cada ocasión. Los desgarros o cortes del margen del párpado sin avulsión, que se presenten en nuestra clínica uno o dos días después de producirse la lesión y que seguramente estén infectados o contaminados en gran medida, no deberán repararse inmediatamente; antes procederemos a su limpieza cuidadosa y trataremos la herida con antibióticos tópicos para proceder a su resolución a los cuatro o cinco días.

A los desgarros recientes les aplicaremos una cuidadosa limpieza y desinfección mediante irrigación con suero fisiológico y povidona yodada diluida 50:50, evitando desinfectantes que pudieran dañar partes del globo ocular. Es muy importante conocer la anatomía del párpado para realizar una correcta cirugía palpebral.

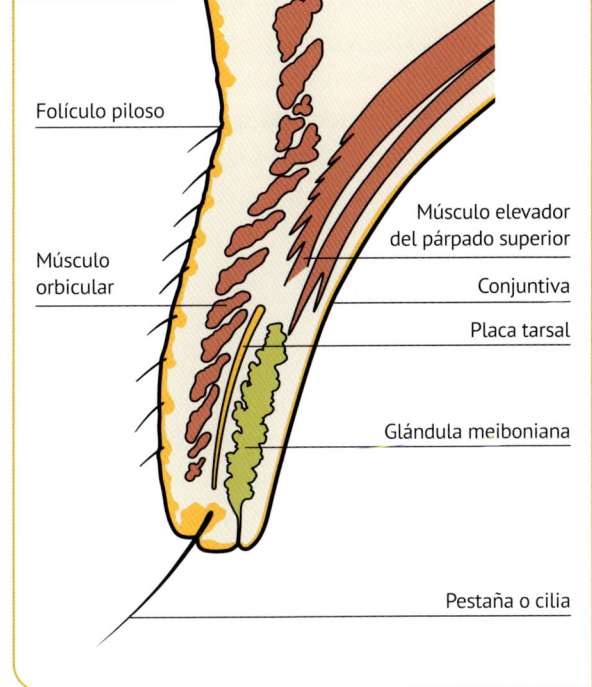

Folículo piloso

Músculo elevador
del párpado superior

Músculo
orbicular

Conjuntiva

Placa tarsal

Glándula meiboniana

Pestaña o cilia

Figura 1. Anatomía del párpado. El párpado superior presenta musculatura (músculo orbicular y músculo elevador del párpado superior); el inferior no tiene músculos específicos y por lo tanto es mucho menos móvil.

> El desbridamiento de los tejidos necróticos debe ser el mínimo necesario, a fin de preservar tanto tejido palpebral como sea posible.

Una herida profunda con desgarro del párpado incluye la conjuntiva, la capa de músculo, la placa tarsal y la piel, por ello, debemos considerar la sutura de estas estructuras. La reparación se inicia con el desbridamiento de los tejidos necróticos que debe afectar la menor extensión posible de piel para no alterar en la medida de lo posible su función o la estética del ojo.

La conjuntiva la suturaremos con puntos simples de material absorbible monofilamento (gliconato o caprolactona) de un grosor que puede variar del 5/0 al 7/0 y con aguja triangular no cortante. Todos los nudos se dejan bajo la conjuntiva para prevenir una posible abrasión corneal.

La capa de músculo y piel las podemos suturar con hilo de gliconato monofilamento del 5/0 o 6/0 y con aguja triangular, siempre con puntos simples. De esta manera, las suturas conjuntival y piel-músculo, estarán en dos planos diferentes.

Durante todo el proceso quirúrgico, deberemos priorizar la funcionalidad del párpado y su estética, por lo que no están indicadas las grapas de sutura.

Es una cirugía agradecida en la que se hace necesaria la antibioterapia vía tópica y suele ser exitosa en su reparación, a no ser que la herida se presente con una gran pérdida de tejidos.

Nariz (trufa)

La nariz o trufa está cubierta de una epidermis queratinizada gruesa en perros y gatos. En el gato su superficie está integrada por finos tubérculos y en el perro se dispone en placas poligonales delineadas por huecos que proporcionan un dibujo propio a cada individuo (las huellas nasales incluso se utilizan para identificación). En el perro hay una sección media que es membranosa y permite que el extremo del hocico se mueva, al contrario que en el gato cuyo hocico no es móvil y presenta cartílagos nasales acortados.

La mayoría de las heridas en la nariz se localizan en las alas nasales y en el septo nasal, que divide las fosas nasales y suele ser cartilaginoso con una periferia ósea, recubierto por una epidermis queratinizada.

En las reparaciones quirúrgicas de la trufa deberemos tener muy en cuenta la funcionalidad y la estética. La sutura la llevaremos a cabo mediante puntos sueltos y un hilo monofilamento no absorbible, como son el nailon o el polipropileno, con aguja triangular. El grosor del hilo será variable dependiendo del tamaño del animal y lo decidirá el cirujano en cada caso.

Tejidos blandos de la cavidad bucal

Los tejidos blandos de la cavidad bucal incluyen los labios, la mucosa que reviste las encías y la cara interna de los labios y las mejillas, las dos terceras partes delanteras de la lengua y la región sublingual, el paladar (duro y blando) y el istmo de las fauces.

Las heridas incisas en la mucosa bucal presentan una cicatrización más rápida que en la piel debido a su mayor irrigación y a una mayor temperatura del tejido.

La sutura la llevaremos a cabo mediante puntos simples de hilo monofilamento reabsorbible de gliconato o caprolactona 4/0 a 3/0 con aguja triangular, evitando hacer demasiados nudos para no generar escaras por rozamiento.

Lengua

Las lesiones en la lengua que requieren una reparación por sutura se nos presentan en la clínica en muy contadas ocasiones.

La lengua está muy vascularizada y por lo tanto las heridas en la misma producen un copioso sangrado, razón por la que se hace necesaria su reparación para controlar la hemorragia y restaurar su funcionalidad.

Intentaremos suturar colocando en aposición los bordes epiteliales con el menor número de puntos simples sin excesivos nudos. Utilizaremos materiales de sutura absorbibles monofilamento de gliconato o caprolactona con aguja de punta redonda; el calibre del hilo lo determinará el tamaño de la lengua.

En la lengua será de suma importancia recuperar el mayor porcentaje de funcionalidad posible.

Labios y mejillas

Los traumatismos que afectan a labios y mejillas son provocados en su mayoría por mordeduras o golpes con materiales punzantes o cortantes. Las heridas con avulsión pueden acarrear una grave pérdida de piel, por lo que deberemos intentar conservar la mayor parte posible de la misma.

Suturaremos por capas separadas la piel y la mucosa mediante puntos simples de monofilamento absorbible con aguja triangular, quedando el grosor del hilo a elección del cirujano en cada caso.

Paladar

La mayoría de las heridas que se presentan en estos tejidos ocurren en gatos, provocadas por el impacto con el suelo duro al caer desde una considerable altura (síndrome del gato paracaidista). Con menor probabilidad se pueden presentar con este mismo tipo de heridas como consecuencia del impacto con un vehículo.

En circunstancias así, debemos valorar la herida y su extensión, así como el alcance interno, para proceder a su reparación, que llevaremos a cabo mediante la sutura de los tejidos blandos con puntos simples de monofilamento no absorbible, como el nailon o el polipropileno, de un grosor elevado (normalmente el n.º 0), para que nos permita acercar los bordes de la herida sin desgarrar el tejido, y provisto de una aguja triangular cortante que lo penetre con facilidad (vídeo 1).

Vídeo 1. Sutura de herida en paladar y retirada de puntos.

Orejas

Generalmente se presentan tres tipos de desgarros auriculares dependiendo de la profundidad de la herida y de las estructuras implicadas. Un desgarro puede afectar a la piel, a la piel y el cartílago, o a todas las capas, piel de la cara convexa, y cartílago y piel de la cara cóncava de la oreja.

En los cuatro tipos de heridas del pabellón auricular, utilizaremos hilos de grosores que van desde el 5/0 hasta el 3/0 de material no absorbible monofilamento, como el nailon o el polipropileno, y con agujas triangulares.

Heridas cutáneas superficiales

Si las heridas en las orejas afectan únicamente a la piel y no son muy extensas, suelen cicatrizar espontáneamente por segunda intención. No obstante, una sutura cuidadosa puede mejorar los resultados estéticos.

Si es una herida que presenta un colgajo de dos o tres lados en la piel, será necesario suturarla o de lo contrario, la piel se contraerá durante la cicatrización y creará un área sin epitelización o sin cubierta de pelo.

Estas heridas deben suturarse tanto en el margen como en el centro del colgajo, al igual que los hematomas auriculares, para obliterar los espacios muertos. Suturaremos la piel únicamente con material monofilamento no absorbible que puede ir desde el 5/0 hasta el 3/0 y siempre con aguja triangular.

Herida en cartílago y cutánea superficial

Es la que afecta a la piel de una cara y al cartílago. Son heridas similares a las cutáneas superficiales, pero al estar afectado el cartílago, en heridas extensas se pierde soporte cartilaginoso y se retrasa la cicatrización hasta que se produce la unión fibrosa. Este retraso puede producir en numerosas ocasiones que los márgenes del cartílago no estén

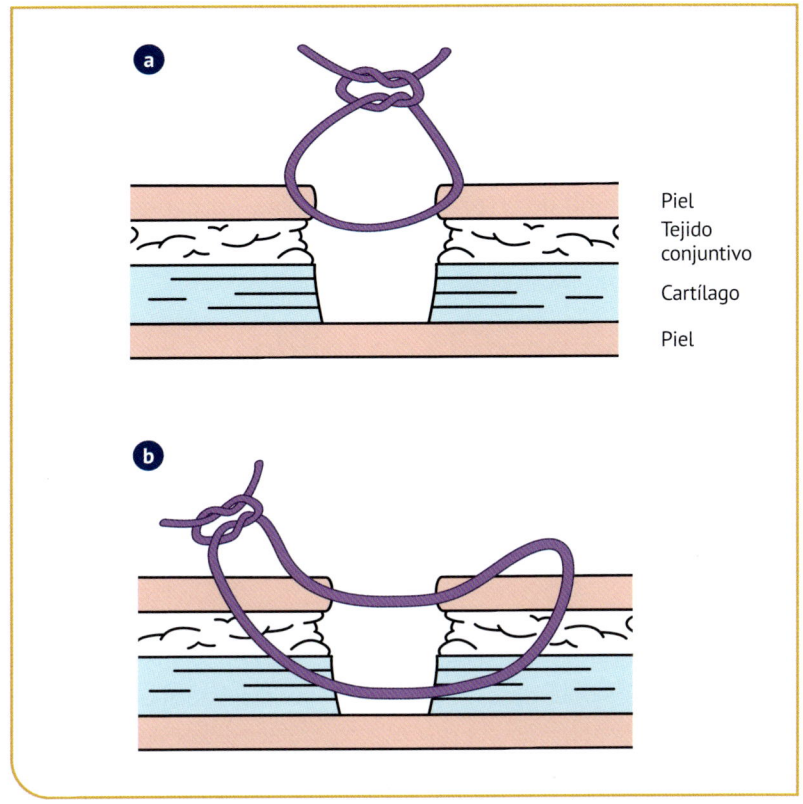

Piel
Tejido
conjuntivo

Cartílago

Piel

Figura 2. Sutura de heridas en el pabellón auricular que afectan a piel y cartílago. El cartílago actúa como soporte, motivo por el que la sutura se puede realizar con puntos simples entre los bordes de la capa cutánea (a). Si el cartílago no tiene estabilidad, se realizan puntos de colchonero que atraviesan piel y cartílago (b). Adaptado de Slatter, 1989.

alineados, así como una pérdida del contorno fisiológico de la oreja. Al repararla, si vemos que el cartílago es estable (los bordes de la herida y del cartílago se mantienen en su sitio), podremos suturar con puntos simples únicamente en la superficie cutánea (fig. 2a).

Si comprobamos que el cartílago no tiene estabilidad, optaremos por dar unos puntos de colchonero, atravesando piel y cartílago, para alinearlos y estabilizarlos (fig. 2b).

Herida perforante

Son las punciones o desgarros que se extienden a través del pabellón auricular, pero no a través del borde del hélix, cicatrizan correctamente con un tratamiento conservador, aunque con una cuidadosa sutura con puntos simples mejoraremos seguramente la estética final.

Las heridas más graves son aquellas en las que se desgarra el grosor total de la oreja, incluyendo el borde del hélix. Si los márgenes de estas heridas no se tratan, se epitelizan formando un defecto permanente. Este tipo de desgarros se deben suturar inmediatamente después de la lesión, colocando una línea de puntos simples en cada superficie, comenzando en el margen del hélix y aplicando una hilera de puntos simples en un lado y otra sutura con puntos de colchonero vertical que alineen el cartílago con la piel del otro lado.

Heridas con pérdida de tejido

Si la herida se presenta con pérdida de tejido, de tal manera que no la podemos reparar, tendremos que llevar a cabo la amputación de parte de la oreja, intentando quitar la menor cantidad de tejido posible. Seccionaremos al mismo tiempo la piel de ambos lados y el cartílago y cerraremos piel con piel de cada lado mediante puntos sueltos simples.

Hematoma auricular (otohematoma)

Los hematomas auriculares afectan en mayor medida a perros que a gatos y suelen producirse por rascado o por sacudidas violentas de la cabeza consecuencia de una otitis molesta. Se presentan en orejas de distinta forma y tamaño, habitualmente localizados en su cara cóncava y, en ocasiones, en ambos lados del cartílago.

Vídeo 2.
Resolución de un otohematoma.

Para corregirlo, será necesaria una intervención quirúrgica relativamente urgente, en la que mediante una incisión longitudinal (en el centro de la zona afectada y en la cara cóncava de la oreja), vaciaremos el contenido sanguinolento de su interior. Posteriormente, rasparemos las fibrosis o coágulos que en ocasiones hay en su interior, en ambas caras de la oreja, y los extraeremos. Seguidamente, cortaremos con tijeras un pequeño filete de piel y cartílago y procederemos a suturar ambos lados de la oreja con puntos verticales y paralelos para cerrar los espacios muertos del hematoma (vídeo 2), evitando puntear los vasos para no provocar una necrosis avascular, y dejaremos abierta la incisión practicada.

Para obliterar los espacios muertos se introduce la aguja por la cara convexa de la oreja y se pasa a través de la cara cóncava para anudar de nuevo en la convexa.

En este caso, utilizaremos hilos no absorbibles monofilamento de nailon o polipropileno con aguja triangular de curvatura amplia que nos permita pasar de lado a lado de la oreja con facilidad.

La utilización de antisépticos como la povidona yodada para su limpieza diaria son muy importantes para evitar infecciones no deseadas. Administraremos antibioterapia sistémica y retiraremos los puntos a los 6-8 días de la intervención para evitar que se forme de nuevo el hematoma.

Escroto

Las heridas que requieren reparación quirúrgica del escroto no son frecuentes a pesar de su localización externa. No obstante, las más comunes se deben a mordeduras (con desgarro) o por traumatismos diversos.

El escroto está formado por una piel fina que debe ser suturada con material fino.

En primer lugar, valoraremos completamente la herida para ver si la túnica vaginal parietal del testículo estuviera afectada, en cuyo caso y para prevenir una infección importante e incluso una orquitis, nos plantearemos (y así se lo haremos saber al propietario del animal), la castración uni- o bilateral con ablación del escroto.

Limpiaremos y desinfectaremos la herida con cuidado, utilizando suero fisiológico, ya que la mayoría de los antisépticos producen intensa irritación en el escroto.

A continuación, procederemos a la reparación con un material de sutura lo más fino posible y apretando suavemente los puntos simples, evitando estrangular la delgada capa de piel. Utilizaremos para ello una sutura monofilamento de nailon o polipropileno de grosor menor, como 4/0 y 3/0, y una aguja triangular.

El pronóstico de la reparación de una lesión escrotal es bueno, siempre que la contaminación haya sido mínima. Aplicaremos antibioterapia tópica durante el proceso de sutura y si se trata de heridas amplias, será necesaria la antibioterapia sistémica.

> **Prevenir la automutilación y el exceso de lamido es fundamental para una correcta cicatrización y cierre exitoso.**

Pene

Las heridas en el pene pueden ser provocadas por diversos traumatismos, como mordeduras que producen desgarro, heridas inciso-contusas, por atropello e incluso por arma de fuego en perros de caza (algo menos común). Suelen ser heridas con un sangrado copioso.

Las lesiones menores del pene pueden desinfectarse y tratarse con pomadas tópicas antibióticas, dejándolas cicatrizar por segunda intención.

En el caso de encontrarnos ante una hemorragia importante, procederemos a suturar la herida. La hemorragia arterial la controlaremos mediante la ligadura del cuerpo cavernoso suturando la túnica albugínea con hilo de grosor fino de monofilamento absorbible, como el gliconato o la caprolactona, y con aguja de punta redonda no cortante. En los casos en los que se encuentre la uretra afectada, y una vez hecha una cateterización en la misma, la suturaremos con un hilo monofilamento absorbible muy fino (5/0 o 4/0) de gliconato y con aguja de punta redonda no cortante. Mantendremos el catéter hasta que cicatrice la uretra, lo que suele pasar normalmente en un periodo de 5 a 7 días.

> El pronóstico de las heridas en el pene es bueno, siempre que la uretra no haya sido seccionada en su totalidad.

Vagina

Las lesiones vaginales en perras se producen en la mayoría de las ocasiones durante la asistencia al parto, así como por la separación violenta de los machos durante el apareamiento, en accidentes o consecuencia de lesiones provocadas.

Las heridas en esta localización suelen producir una hemorragia que puede ser profusa y encontrarse en el vestíbulo o incluso llegar a ser necesaria una episiotomía para visualizar la herida y proceder a su reparación. Deberemos tener presente que la pared vaginal está compuesta por una capa mucosa interna, una capa muscular blanda media y una capa externa de tejido conjuntivo. La mucosa vestibular es lisa a diferencia de la mucosa vaginal, la cual contiene crestas muy claras.

La sutura de la herida la llevaremos a cabo mediante puntos simples de un hilo monofilamento absorbible de gliconato o caprolactona de 4/0, 3/0 o 2/0 con aguja triangular no cortante (suturar todas las capas tisulares en el mismo punto).

Vulva

Las lesiones o traumatismos en la vulva suelen ser más frecuentes y en la mayoría de los casos se producen por peleas entre perros y durante la monta.

Son heridas por desgarro que dependiendo de su extensión deberemos tener en cuenta su reparación por capas: las profundas se suturarán con puntos simples de material monofilamento reabsorbible y las superficiales mediante puntos simples con hilo de nailon o polipropileno.

En la vulva y su vestíbulo nos encontramos con diferentes tejidos, músculos blandos, grasa y tejido conjuntivo fibroso elástico y piel. Si la herida es profunda, suturaremos el músculo, la grasa y el tejido conjuntivo con hilo monofilamento reabsorbible 3/0-4/0 y aguja triangular de gliconato. La piel con 3/0-4/0 con hilo no reabsorbible monofilamento (nailon o polipropileno) y aguja triangular. Es muy importante que suturemos la vulva cuidadosamente respetando su fisiología y su funcionalidad para que el animal continúe con una vida completamente normal.

> Por lo general, las contusiones simples de la vagina o la vulva no requieren reparación quirúrgica alguna.

Almohadillas plantares

Como bien sabemos, las almohadillas son las "suelas de los zapatos" de los perros, los gatos y otros muchos animales, viéndose expuestas a multitud de traumatismos de diversa índole. Están compuestas por un tejido conjuntivo fibroso que les proporciona en su parte externa (la que contacta con el suelo) una gran dureza.

La mayoría de las heridas o cortes que se presentan en las mismas están provocadas o causadas por materiales cortantes (piedras afiladas, cristales, etc.), presentándose como cortes limpios.

Su reparación quirúrgica, es muy simple, pero debemos tener en cuenta una serie de factores como la edad de la herida, el grado de contaminación o infección y su profundidad. Es por este motivo que siempre deberemos realizar una intensa desinfección de la herida antes de proceder a suturarla.

> Las heridas en las almohadillas están expuestas a una mayor contaminación, por lo que la desinfección debe ser correcta. Si la herida, además, tiene más de 48 h se deben reavivar los bordes de la misma para favorecer su cierre.

En las heridas con más de 48 horas después de haberse producido, deberemos reavivar los bordes de las mismas con unas tijeras curvas y finas, haciendo que el tejido conjuntivo fibroso, que compone la almohadilla en su interior, vuelva a sangrar ligeramente y así nos aseguraremos de que se producirá una rápida y efectiva cicatrización.

Suturaremos las almohadillas siempre con un material de sutura monofilamento no reabsorbible y con aguja triangular. Optaremos siempre por un hilo de mayor grosor que para la piel para asegurar su cierre ante la presión que soportarán los puntos debido al peso del animal al apoyar. En perros, dependiendo de su tamaño y peso, utilizaremos grosores que pueden ir desde el 2/0 hasta el 1/0 y en gatos reduciremos el calibre hasta un 3/0-2/0. Tanto el nailon como el polipropileno son suturas excelentes para este fin. Aplicaremos puntos sueltos tratando de afrontar los bordes en su totalidad y deberemos asegurarnos de realizar una sutura fuerte y completamente resolutiva.

La almohadilla plantar es un tejido que cicatriza con gran rapidez si no existe infección.

Suturas tejidos-mallas. Reparación de hernias abdominales y perineales

10

Introducción

En este capítulo trataremos la utilización de mallas de polipropileno para la reparación de hernias abdominales (inguinales y umbilicales) y perineales, así como su unión mediante suturas a los tejidos adyacentes. Una técnica cuya aplicación se está extendiendo en el ámbito veterinario.

La utilización de biomateriales para la reparación de todo tipo de hernias abdominales en pequeños animales cada vez está más extendida entre los cirujanos veterinarios desde que, en 1997, los autores dimos a conocer la reparación de hernias perineales en perros mediante la aplicación de mallas de polipropileno en cucurucho.

Las ventajas de la aplicación de mallas para la reparación de hernias inguinales, umbilicales, perineales e incluso traumáticas abdominales son numerosas: la facilidad en su aplicación, la asombrosa disminución de las recidivas debido a la ausencia de tensión en el cierre de la herida, así como las casi inexistentes complicaciones posoperatorias, las convierten en una alternativa de primera elección.

En lo que respecta a la hernia inguinal, esta es el resultado de un defecto en el anillo inguinal a través del cual pasa el contenido abdominal. Las hernias inguinales pueden ser directas o indirectas en las hembras y directas en los machos.

Las hernias inguinales verdaderas tienen un anillo y un saco formado por peritoneo que rodea el contenido herniario, por este motivo las mallas de propileno en cucurucho son el tipo de malla más indicado para su reparación.

Las hernias umbilicales son congénitas y las repararemos siempre que el defecto herniario sea importante y la hernia contenga el omento o el intestino delgado.

Las hernias perineales se producen en perros como consecuencia de la incapacidad del diafragma pélvico para soportar la pared rectal. El contenido pélvico y en ocasiones el abdominal protruyen entre el diafragma pélvico y el recto, produciendo un abultamiento ventral al ano, que en ocasiones puede ser bilateral.

Aspectos básicos sobre las mallas

Desde hace varios años, se utilizan las mallas de doble filamento de polipropileno para la reparación de hernias abdominales en el perro y el gato con excelentes resultados. En el mercado se encuentran disponibles diferentes materiales para la elaboración de mallas quirúrgicas. Generalmente, están elaboradas en polipropileno, monofilamento o de doble filamento (fig. 1), en poliéster y en politetrafluoroetileno.

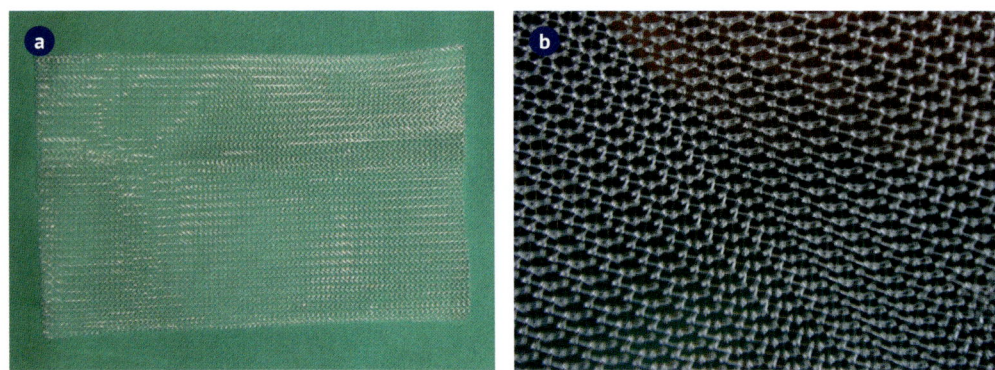

Figura 1. Malla de polipropileno (a). Detalle de la estructura (b).

La malla

Todos los materiales con los que se fabrican las mallas deben cumplir una serie de condiciones:

- Resistentes a la infección. Los materiales microporosos son más propensos a la infección que los macroporosos (poros con un diámetro superior a 10 µm), pues las bacterias miden alrededor de 1 µm y, por tanto, pueden proliferar en dichos espacios quedando protegidas de la acción de los neutrófilos que miden en torno a 10-15 µm.
- La malla debe incorporarse completamente al tejido, requisito indispensable para lograr una reparación sólida y efectiva. Las mallas que utilicemos deben tener cierta rigidez y poca memoria, para que el cucurucho que preparemos se adapte rápidamente a los tejidos donde lo introducimos.
- Debe ser inerte, no reabsorbible y permanente, de rápida fijación e incorporación por la fibrina del huésped, para evitar la formación de seromas posquirúrgicos. En este sentido, la malla de polipropileno es la menos reactiva de los materiales plásticos sometidos a estudio.

La sutura a los tejidos

Con el objetivo de que la malla quede adecuadamente colocada y la reparación sea realmente efectiva, de manera que evitemos las recidivas o las infecciones, es conveniente tener en mente las siguientes recomendaciones.

- Hay que evitar siempre el uso de biomateriales no absorbibles en operaciones contaminadas.
- Las mallas se deben suturar a los tejidos adyacentes con hilos monofilamento (preferentemente polipropileno o nailon) no reabsorbibles.
- No es aconsejable fijar las mallas a la pared abdominal con suturas multifilamento, ya que están más predispuestas a albergar infecciones.
- Se debe solapar la malla con la pared abdominal más allá de los márgenes del defecto herniario.
- Es aconsejable administrar al paciente antibioterapia profiláctica de amplio espectro.

Reparación de hernias perineales mediante malla de polipropileno en cucurucho

Son varias las técnicas quirúrgicas descritas para la corrección de la hernia perineal en el perro: herniorrafia tradicional; elevación del músculo obturador interno; incorporación del ligamento sacrotuberoso dorsalmente suturado al esfínter externo del ano; reconstrucción de la fascia perineal subcutánea; transposición del músculo glúteo superficial, o la colocación de implantes protésicos son procedimientos utilizados para tratar quirúrgicamente las hernias.

El alto porcentaje de recidivas global fue lo que nos llevó a los autores a buscar una solución fiable para reparar las hernias perineales, que descubrimos con la posibilidad de aplicar mallas en cucurucho.

La técnica, consiste en corregir el defecto herniario mediante la aplicación de una malla de polipropileno de doble filamento en forma de embudo o cono, cuyo vértice se introduce en el defecto herniario y cuya base se sutura a los tejidos adyacentes de dicho defecto. De esta manera, la presión visceral que recibe el vértice del cono, reparte o diluye las fuerzas por las paredes del mismo, aliviando la tensión en el cierre de la herida, la sutura soporta mejor la presión abdominal y se reduce al mínimo el riesgo de recidiva de la hernia.

La aplicación de mallas en cucurucho limita al mínimo la recidiva de cualquier tipo de hernia.

Elaboración de la malla en cucurucho

La malla se corta en forma rectangular. Una vez provistos de un rectángulo de malla de tamaño suficiente, se realiza un corte en el medio de uno de los lados largos, el cual, se extiende hasta el centro geométrico del mismo (a). A continuación, se enrolla la malla a modo de cucurucho, a partir de uno de los extremos y hacia el otro (b), doblándola por segmentos idénticos en un solo sentido (c). La estructura de láminas concéntricas del dispositivo creado es la que da consistencia y resistencia cuando se aplica en la herniorrafia (d, e). Disposición de la malla en la pinza para colocarla en el defecto (f)

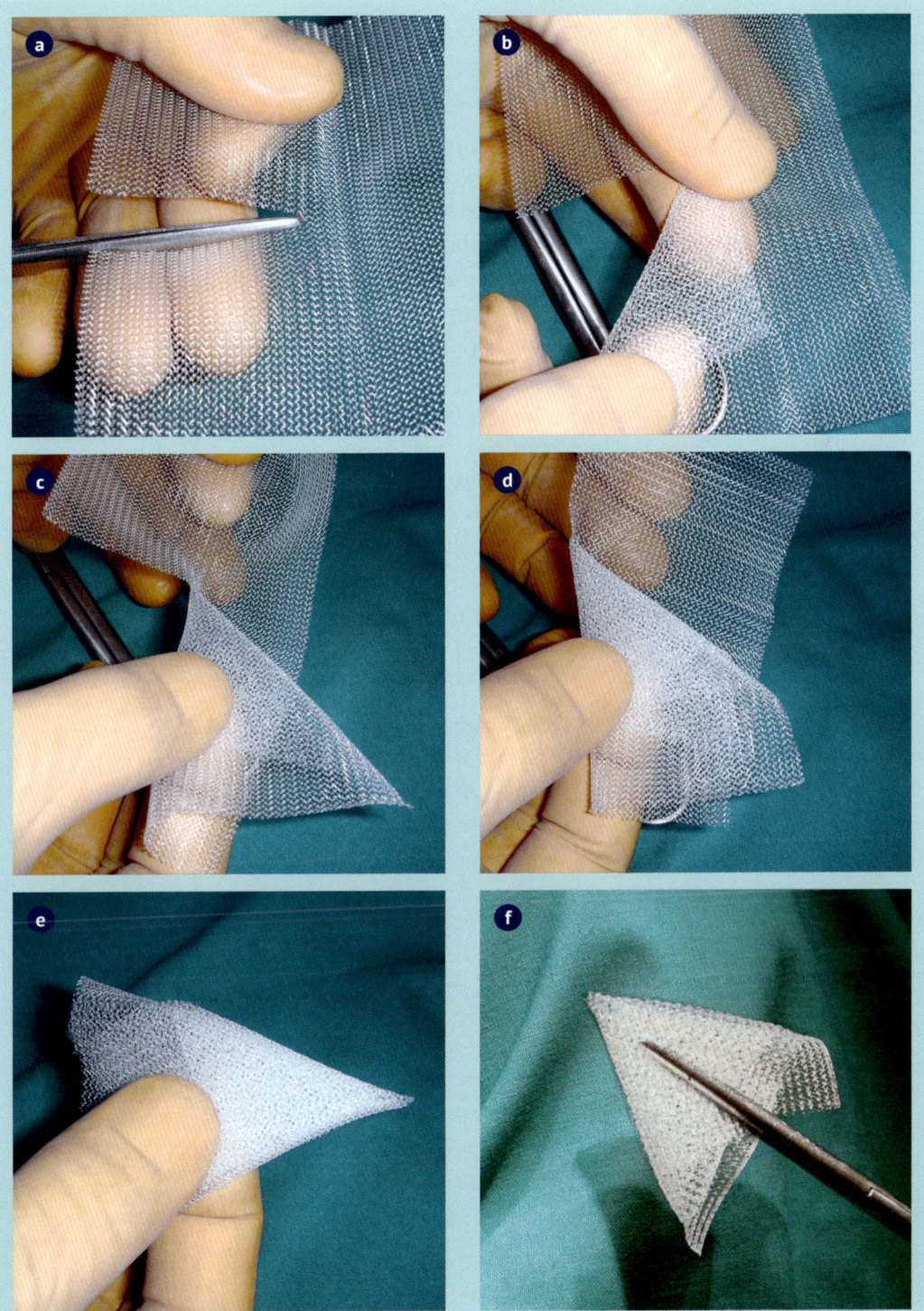

Técnica quirúrgica

El abordaje en este tipo de hernias es idéntico al aplicado en la herniorrafía tradicional. Tras la incisión en la piel, disecamos el saco herniario hasta su base con mucho cuidado de no romperlo. No es necesaria la ligadura y resección del saco, ya que lo utilizaremos para introducir la malla en cucurucho y nos servirá de protección para que esta no entre en contacto directo con las vísceras. Introducimos la malla con el vértice dirigido hacia la cavidad abdominal a través del defecto herniario y suturamos la base del cono a dicho defecto con varios puntos de polipropileno con los cuales atravesamos primero la malla y después los tejidos adyacentes buscando siempre la completa continencia de la reparación, para evitar así posibles recidivas. Para comprobar dicha continencia realizaremos maniobras de Vasalva, que consisten en comprimir el abdomen para verificar que la hernia está bien reparada.

> El saco herniario se conserva, ya que contendrá la malla colocada y evitará que esta entre en contacto con las vísceras.

Seguidamente, suturamos el tejido subcutáneo con hilos multifilamento reabsorbibles de manera que la malla aplicada en el defecto herniario quede cubierta y evitar el contacto de la malla con la piel. A continuación, para suturar la piel, aplicaremos puntos sueltos de material monofilamento no reabsorbible, como el polipropileno o el nailon.

Técnica paso a paso

Es una técnica quirúrgica más sencilla de lo que aparentemente parece (vídeo 1).

Tras la sedación e inducción de la anestesia inhalatoria, se procede al rasurado y preparación del paciente para cirugía. En hernias inguinales y umbilicales se coloca al animal en decúbito supino. En hernias perineales se coloca en decúbito esternal o ventral (fig. 2).

Tras la incisión en la piel, se diseca el saco herniario con cuidado hasta su base, evitando no romperlo (fig. 3a). La ligadura y la resección del saco no son necesarias, ya que se conserva para albergar la malla en cucurucho (fig. 3b).

Vídeo 1.
Resolución de hernia perineal mediante malla de polipropileno en cucurucho.

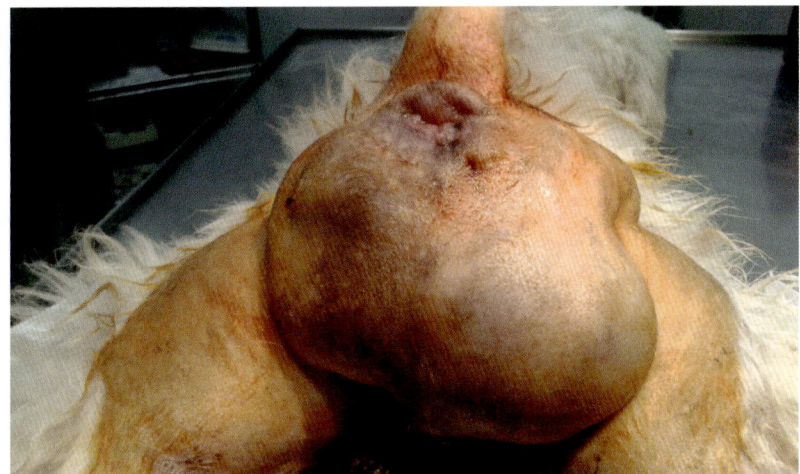

Figura 2. Paciente preparado para corregir una doble hernia perineal.

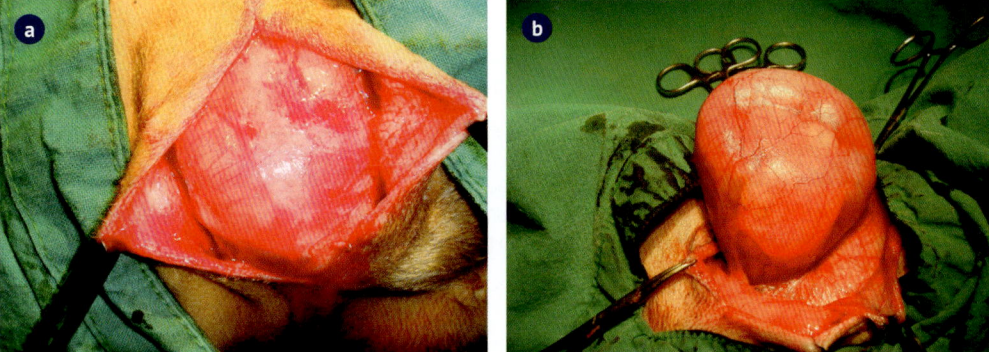

Figura 3. Abordaje del saco herniario mediante herniorrafía tradicional (a). Disección del saco herniario. Se puede observar la base del saco.

Ayudados de una pinza recta, se procede a la introducción preperitoneal de la malla en cucurucho (con el vértice dirigido hacia la cavidad abdominal) a través del defecto herniario. A continuación, se sutura la base del cono con varios puntos simples de polipropileno 2/0 o 0 a las estructuras musculoaponeuróticas del borde del defecto. La sutura se realiza introduciendo la aguja primero por la malla para salir por la musculatura, de esta manera la fijación de la malla es más segura y queda, además, más recogida.

Por encima se sutura el tejido subcutáneo con poliglactina 910 3/0 o 2/0, y, por último, se cierra la piel con nailon monofilamento.

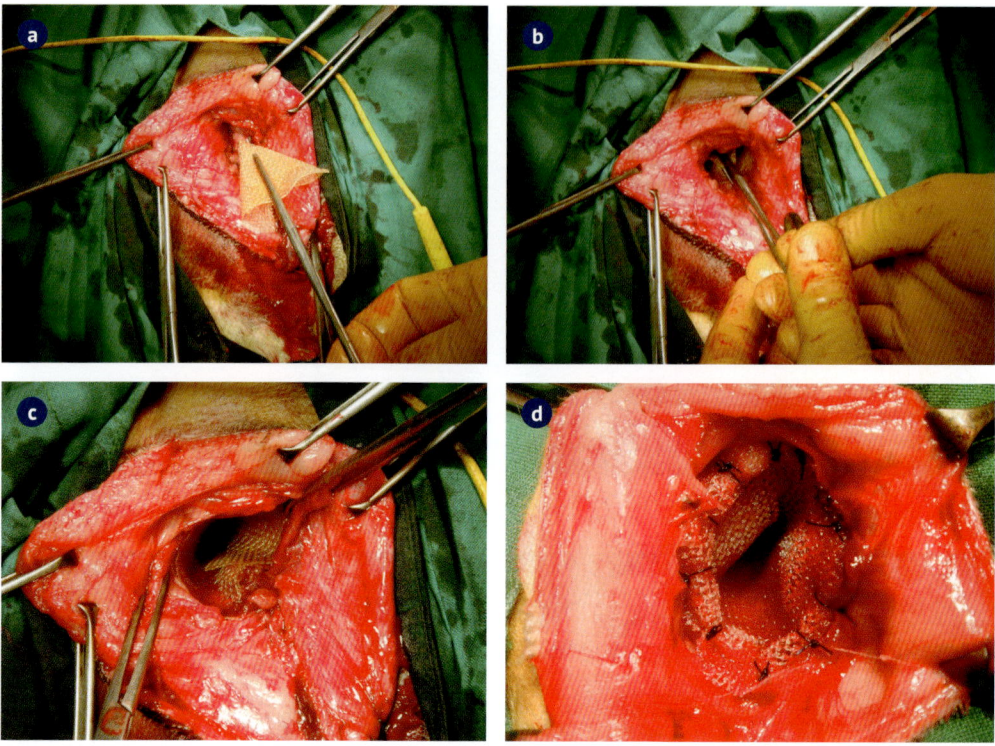

Figura 4. Introducción de la malla en cucurucho en el defecto herniario (a, b y c). Sutura de la malla a las estructuras musculoaponeuróticas del borde del defecto (d).

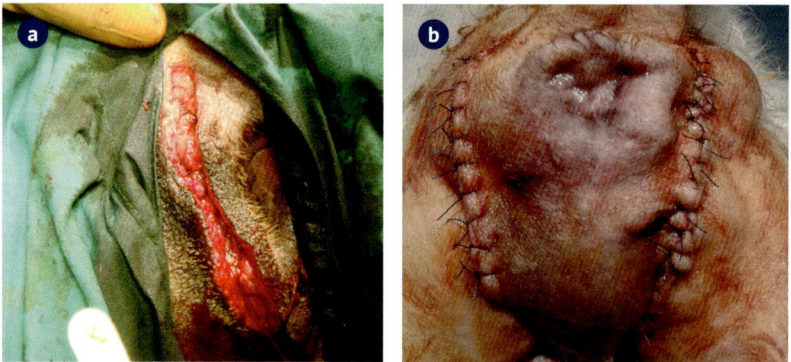

Figura 5. Sutura del tejido subcutáneo que cierra el defecto herniario y evita el contacto de la malla con la piel (a). Resultado final tras la sutura de la piel (b).

Para tener en cuenta en la sutura de mallas a tejidos

- Evitaremos colocar la malla en el plano subcutáneo (*onlay grafting*) para evitar la formación asegurada de seromas.
- Los puntos simples de material sintético no absorbible (polipropileno o nailon) se efectúan introduciendo la aguja primero por la malla y sacándola, después, por la musculatura, para que su fijación sea más sólida y quede más recogida.
- Cubriremos la malla, al menos, por un plano aponeurótico, de tal manera que la presión abdominal la fije a la aponeurosis y no se separe, con lo cual, se disminuye en gran medida la posibilidad de recidivas.
- Fijaremos el borde de la malla adecuadamente a la pared abdominal para evitar que esta se arrugue mientras se produce su incorporación al tejido del paciente.
- Evitaremos el contacto directo de las mallas con las vísceras huecas intraabdominales para prevenir adherencias que posteriormente podrían acarrear obstrucciones y formación de fístulas no deseadas. Es por este motivo, por el que recomendamos (sobre todo en la reparación de hernias mediante la técnica del cucurucho), que la introducción de la malla en cucurucho en el defecto herniario, siempre que sea posible, se realice de forma preperitoneal (alejada de las vísceras), alojándola en el saco herniario.

Posoperatorio

Los puntos de piel los retiraremos a los 9 días de la intervención.

Las incidencias de recidivas por dehiscencia de los puntos realizados son mínimas, ya que esta técnica reduce la tensión en la línea de sutura.

> La aplicación de mallas en cucurucho para resolver hernias inguinales, umbilicales, perineales y traumáticas ha demostrado ser una técnica ideal debido a que reduce significativamente la tensión en la línea de sutura y, por lo tanto, la incidencia de recidivas.

11

Suturas en cirugía oftálmica

En las últimas décadas la veterinaria ha cambiado radicalmente y, sobre todo debido a las especialidades, se han introducido técnicas quirúrgicas hasta ahora reservadas a la medicina humana. Quizá la oftalmología sea de las especialidades que más han evolucionado, sobre todo con la incorporación de las técnicas de microcirugía que han revolucionado los tratamientos quirúrgicos de forma muy notable. Toda la técnica de la microcirugía, aún siguiendo los principios de la cirugía general, tiene características muy particulares, desde el diseño de instrumentos quirúrgicos específicos y su manejo, hasta lo que atañe al tema de las suturas con la introducción y manejo de hilos extremadamente finos, manejables gracias a la ayuda del microscopio quirúrgico.

Todo lo expuesto en los capítulos anteriores de este manual es de aplicación en este capítulo de oftalmología, solo que ahora vamos a abordarlo de forma más concreta. A la hora de elegir una sutura en oftalmología hay que tener en cuenta que, dependiendo del tejido ocular, nos encontraremos con diferentes respuestas en los procesos de cicatrización. Así por ejemplo, vemos diferencias notables en la cicatrización entre la córnea, estructura avascular y por tanto de cicatrización más lenta, y la musculatura ocular y la conjuntiva que, al ser estructuras vascularizadas, tienen un proceso de cicatrización mucho más rápido.

La clasificación de las suturas se realiza en función de:

- **Su origen:** natural o sintético. De los materiales naturales en oftalmología tienen interés los de origen animal.
- **Su comportamiento:** absorbibles y no absorbibles. Sabemos que la reabsorción de las suturas tiene dos tiempos. Primero, la **pérdida** progresiva de tensión que se inicia enseguida tras la cirugía y después, cuando se ha perdido la tensión, la absorción propiamente

dicha del hilo de sutura. Estas características son variables separadas que pueden estar relacionadas o no. En oftalmología se utilizan materiales tanto no absorbibles como absorbibles. El inconveniente de estos últimos es que en ocasiones su reabsorción es muy lenta, pudiendo dar lugar a la formación de granulomas. Sin embargo, el que la reabsorción sea muy rápida también puede ocasionar problemas si se produce antes de la cicatrización total. La principal ventaja que tienen estas suturas es que no hay que quitarlas, lo cual evita tener que realizar, en muchas ocasiones, la inmovilización del paciente mediante sedación para poder manipular los tejidos oculares más delicados, junto con la dificultad de los hilos de sutura que suelen tener muy pequeño grosor.

- **Su estructura:** monofilamento y multifilamento. En las suturas multifilamento las diferentes hebras que las forman pueden estar torcidas o trenzadas. Con gran frecuencia se prefiere el uso de suturas monofilamento debido a que presentan menos reacción en los tejidos y sobre todo son mucho más seguras para prevenir la infección de la herida, ya que los microorganismos no la pueden usar para su desplazamiento por no mostrar fenómenos de capilaridad. Uno de los inconvenientes más molestos que presentan es su memoria a los dobleces, lo que hace que su manejo sea más complicado, sobre todo bajo el microscopio.

El calibre de la sutura viene determinado por el diámetro de la hebra. En suturas muy finas, que son las usadas en oftalmología, la identificación habitual es el sistema de medida en "ceros" (p. ej.: 6/0, 10/0, etc.). Los diámetros más finos (10/0-11/0) han aparecido en los últimos 20-30 años.

Es conocido que todas las suturas producen inflamación en mayor o menor grado y esto depende no solo del tipo de material usado, sino también de la cantidad total empleada que, a su vez, está en relación logarítmica con el grosor elegido.

> La decisión que debe tomarse es utilizar siempre la sutura más fina posible que garantice el correcto cierre de la herida.

Además, las suturas más gruesas no tienen por qué tener más fuerza tensora que las más finas (a veces incluso tienen menos).

Como en los demás tipos de cirugía, es importante elegir la sutura adecuada para cada paciente en función de la cirugía que se vaya a realizar y de su estado general, ya que puede modificar las características habituales de cicatrización. En definitiva, como modelo a elegir en oftalmología podemos decir que, además de utilizar el calibre más fino posible, es mejor usar materiales que produzcan poca reacción en los tejidos en los que se aplican. Es bueno el uso de materiales sintéticos porque cumplen los dos apartados mencionados, se pueden emplear de grosor más fino porque son más resistentes que los naturales y además producen menor reacción en el tejido.

> Es deseable que la relación aguja:hebra sea lo más próxima posible a 1:1 para causar el mínimo trauma tisular, pero siempre con la precaución de que la amplitud del canal permita el enterramiento del nudo.

En cuanto a las agujas, pueden aplicarse los conceptos señalados en otros capítulos y solo insistiremos en que van mejor las espatuladas y triangulares, pues son las más seguras y precisas, con el cuerpo ovalado o triangular para evitar la rotación de la aguja en el portaagujas. Por último, recordar que al anudar la sutura deben hacerse al menos tres nudos cuando empleemos materiales de sutura lisos y poco flexibles, como por ejemplo monofilamento de nailon. La primera lazada, conocida como lazada de aposición realiza la verdadera función de la sutura, es decir, fijar los bordes de la herida en la posición correcta. El papel de las otras lazadas es asegurar esta lazada de aposición. También es recomendable no realizar el nudo justo encima de los bordes de la herida, sino posicionarlo más lateral si es posible. Los nudos tienen una acción irritante, más acentuada en tejidos delicados como los oculares en general y la córnea en particular, que puede reducirse llevándolos al interior del conducto de sutura. Para realizar esta maniobra de "enterrar" los nudos, estos deben ser de menor tamaño que la luz del conducto y además los extremos del hilo deben estar cortados suficientemente cerca del nudo (fig. 1). Todo ello está influenciado por el tipo de material de sutura que se emplea (tabla 1).

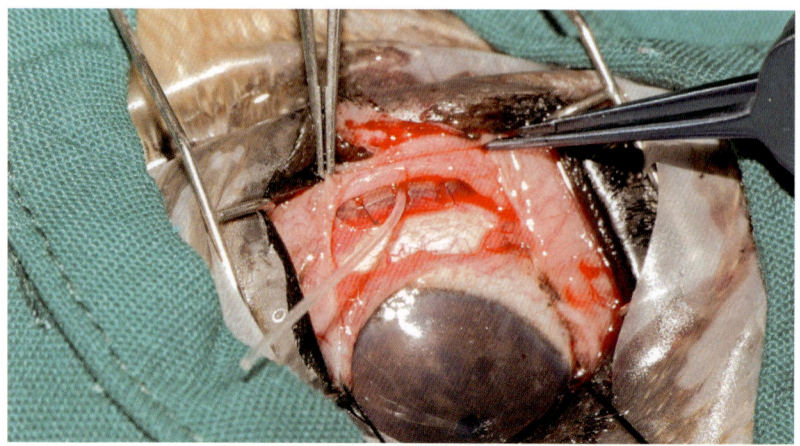

Figura 1. Fijación de una válvula de Ahmed a la esclerótica mediante puntos sueltos con nailon de 9/0 y nudos enterrados bajo el implante en una cirugía de glaucoma. *Cortesía de la Clínica Veterinaria Oftalmológica Ocaña.*

Tabla 1. Suturas más utilizadas en cirugía oftalmológica.

	Tipo de sutura	Grosor	Tejido ocular
No absorbible	Nailon (monofilamento)	4/0 a 10/0	Párpados, córnea y esclerótica
	Seda (trenzada)	4/0 a 7/0	Párpados, tracciones y fijaciones
	Poliéster	5/0 a 7/0	Párpados y limbo
	Polipropileno	5/0 a 10/0	Párpados y córnea
Absorbible	Cátgut crómico	4/0 a 6/0	Tejido subcutáneo, subconjuntival y fascias
	Poliglactina 910 (monofilamento y trenzado)	5/0 a 8/0	Tejido subconjuntival, córnea, esclerótica y limbo
	Ácido poliglicólico	4/0 a 7/0	Tejido subcutáneo y subconjuntival, córnea, esclerótica y limbo
	Polidioxanona	5/0 a 10/0	Tejido subcutáneo y subconjuntival, córnea, esclerótica y limbo

Es conveniente diferenciar entre las suturas realizadas en los anejos oculares (párpados, músculos extraoculares, aparato lagrimal y conjuntiva) y las realizadas en los tejidos del globo ocular. Pues mientras que las incisiones en córnea precisan mantener la sutura durante, al menos, 21 días, las heridas musculares (tanto en caso de cirugía de estrabismo como en los desgarros por traumatismos) y las de conjuntiva tan solo requieren unos 7-10 días.

Anejos oculares

Párpados y músculo orbicular

Las suturas empleadas en los párpados son muy variadas, siempre a discreción del cirujano. Las empleadas en la piel del párpado y el músculo orbicular suelen hacerse con puntos sueltos y material no absorbible, como el nailon de 4/0 a 7/0 (fig. 2). A veces, si hay peligro de que la sutura roce la córnea, se prefiere seda de 4/0 a 6/0, ya que de producirse roce corneal no se originaría daño (fig. 3). En este caso, para paliar los problemas de reacción tisular y de contaminación bacteriana, se hace una retirada precoz de la sutura a los 7-9 días. Las agujas más empleadas son atraumáticas y con una curvatura de 1/4 a 3/8 de círculo.

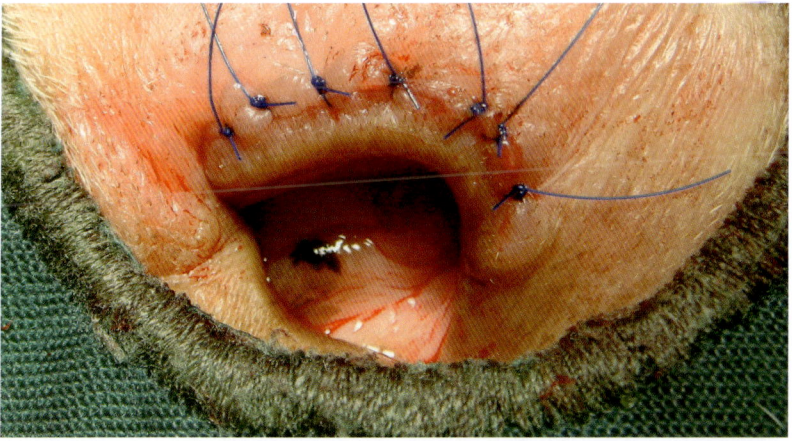

Figura 2. Sutura con puntos sueltos de nailon de 5/0 en una cirugía de entropión. *Cortesía del Servicio de Oftalmología del Hospital Clínico Veterinario de la Universidad de Córdoba (UCO).*

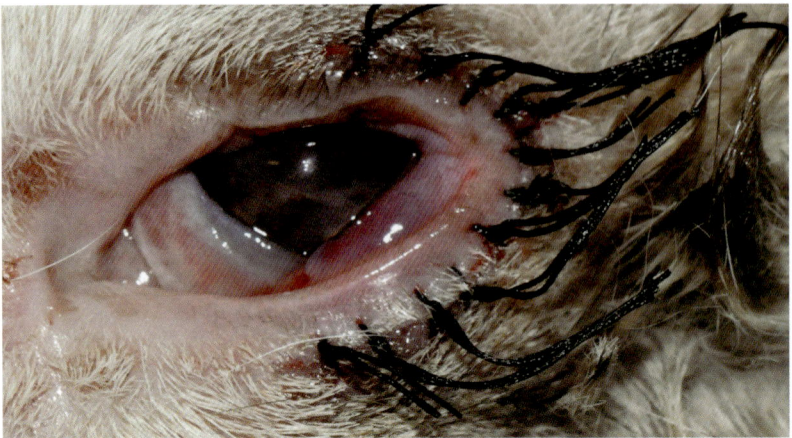

Figura 3. Sutura con puntos sueltos con seda de 4/0 en una cirugía de entropión. *Cortesía del Servicio de Oftalmología del Hospital Clínico Veterinario Complutense.*

Cuando se realiza una cantotomía lateral pueden aplicarse dos suturas con puntos sueltos: una de planos profundos con material absorbible y grosor de 6/0 y otra no absorbible para piel como las señaladas anteriormente. Casi siempre, y más en razas pequeñas de perros, se realiza una única sutura con el material que se emplea para la piel del párpado. Los puntos se suelen retirar a los 7-10 días.

Otras aplicaciones de la sutura de nailon

La rigidez del monofilamento de nailon también tiene sus aplicaciones y puede utilizarse en la transposición del conducto parotídeo de Stenon. Esta sutura se inserta, con un final embotado o flameado para no desgarrar el tejido, en la luz del conducto para facilitar su detección y manejo mientras se realiza la disección del conducto (fig. 4). También por su relativa rigidez se utiliza para realizar el sondaje nasolagrimal (nailon 4/0 a 6/0).

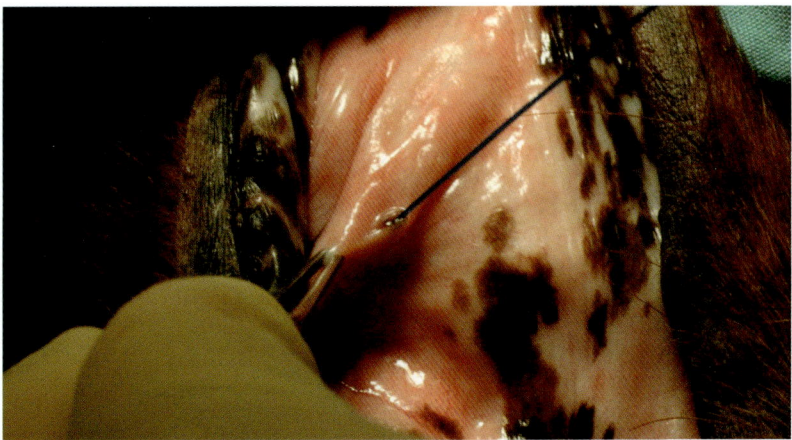

Figura 4. Sondaje del conducto de Stenon con nailon de 2/0 a través de la papila bucal en una cirugía para la transposición del conducto de Stenon. *Cortesía del Servicio de Oftalmología del Hospital Clínico Veterinario de la Universidad de Córdoba (UCO).*

Conjuntiva

En la conjuntiva, al ser una mucosa, las heridas se curan de forma rápida, se requiere mantener la vida media tensora poco tiempo y que haya una rápida reabsorción. Se utilizan suturas absorbibles (ácido poliglicólico, poliglactina y polidioxanona) y las más empleadas son las de 6/0 y 7/0. En pequeñas laceraciones se usan puntos sueltos, aunque lo corriente en heridas accidentales o quirúrgicas es emplear la sutura continua. Esto mismo es aplicable a la mucosa de la boca en el caso de incidirla tanto en la transposición del conducto de Stenon como en el abordaje de la zona retrobulbar. En la colocación de la papila del conducto en el fondo de saco conjuntival inferior la sutura también sigue las pautas marcadas para conjuntiva.

> Una precaución que siempre debe tenerse en cuenta en la conjuntiva es enterrar los nudos y que no queden cabos que puedan rozar la córnea, pues podrían ocasionar úlceras corneales que complicarían el proceso.

Esto sobre todo es aplicable a las suturas realizadas en la conjuntiva de la cara interna de la membrana nictitante, como en el caso de la reposición tras el prolapso de la glándula en ella situada, en los colgajos de tercer párpado y en el cierre de párpados, donde es posible que se produzca este roce si las suturas no están bien colocadas o se aflojan.

Al suturar la conjuntiva, una dificultad que se debe tener en cuenta es que los bordes de las heridas conjuntivales tienden a enrollarse debido a la elasticidad de las fibras subepiteliales, por lo que es conveniente revertir esta retracción ocasionando una contratracción estirándola con pinzas. La unión posoperatoria de los bordes es marcadamente buena y rápida, de tal forma que en desgarros pequeños prácticamente no hace falta ni suturar.

En el caso de que la conjuntiva se utilice con el fin de realizar colgajos para el recubrimiento de lesiones corneales su comportamiento es muy distinto, ya que no se une borde con borde la conjuntiva, sino que lo hace sobre la superficie corneal. Esto hace que la cicatrización sea más lenta y que en el tipo de sutura empleado nos ajustemos más a las características de la córnea, por lo que se emplea una sutura no absorbible como el monofilamento de nailon de 9/0 o 10/0 y agujas de punta espatulada. Cuando se realiza un colgajo conjuntival para recubrir la córnea es fundamental hacer una delicada separación del epitelio conjuntival de la capa fibrosa subepitelial para anular el efecto retractor de la fibras subepiteliales adherentes. Estos colgajos deben fijarse al tejido pericorneal sano y la sutura se realiza con puntos aislados para poder repartir mejor la tensión del colgajo, empezando siempre por el punto más alejado (las 6 según la analogía del reloj). Para evitar que la delgada lámina de conjuntiva soporte tensiones altas, y para dificultar además la posible retracción del colgajo, es imprescindible colocar puntos de sutura sobre el limbo esclerocorneal a ambos lados del colgajo conjuntival. Cuando hay una herida o úlcera corneal infectada son aconsejables las suturas de poliglactina porque se comportan de forma más estable ante la infección.

Globo ocular

Debido a la movilidad del ojo, en distintos tipos de cirugía es necesario aplicar, ya sea suturas de tracción, para orientar el globo ocular y así tener un mejor acceso al campo quirúrgico, ya sea suturas de fijación, para limitar la movilidad pasiva del globo ocular y dar contratensión, lo que permite realizar con más seguridad las incisiones necesarias (fig. 5). Para los puntos de fijación del globo ocular el sitio más utilizado es la zona episcleral. Respecto a los anejos oculares es más eficaz su acción si se aplica cerca de su inserción, el limbo esclerocorneal en el caso de la conjuntiva y en la inserción de los músculos extraoculares en su caso. Para hacer la lazada se puede utilizar cualquier tipo de material con un grosor que oscile entre 4/0 y 6/0 y sin necesidad de anudar.

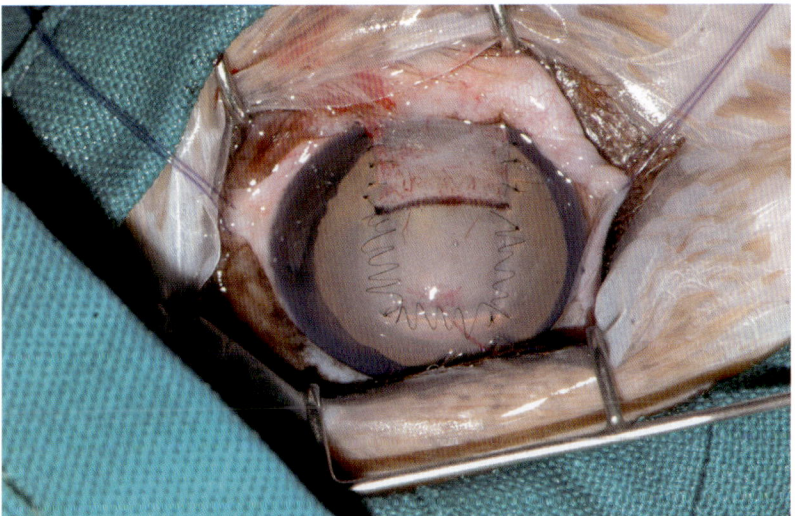

Figura 5. Suturas de tracción a las 3 y 9 horas (según la analogía del reloj) con nailon de 5/0 y sutura con nailon de 9/0 con puntos sueltos y con patrón continuo en una transposición corneoescleroconjuntival. *Cortesía de la Clínica Veterinaria Oftalmológica Ocaña.*

Córnea y esclerótica

Debido a que en la córnea la cicatrización suele ser lenta, la mayoría de los cirujanos prefieren las suturas no absorbibles ante el riesgo de que se pueda producir una reapertura de la herida, con los riesgos que conlleva. La única excepción en este caso es cuando se hace una incisión tunelizada, como en la facoemulsificación, debido a que de esta forma la herida tiende a ser autosellante y la sutura es más bien una seguridad que añadimos en veterinaria, ya que en oftalmología humana en muchas ocasiones no realizan ningún tipo de sutura tras esta técnica. Se efectúa con sutura de 9/0 o 10/0 y con puntos sueltos para lograr una mejor colocación y aposición de los bordes de la córnea. En las heridas de córnea de mayor longitud se pueden dar puntos sueltos, sutura continua o una combinación de ambas (figs. 5 y 6). Cuando se coloca algún material para hacer un colgajo protector que ayude en la cicatrización corneal se usa, habitualmente, sutura de **ácido poliglicólico** (PGA) de 9/0 en puntos sueltos (fig. 7).

En las suturas de córnea y esclerótica, debido a la rigidez de estos tejidos y por consiguiente a su indeformabilidad, es necesario tener una gran precisión, ya que si se comete un error por pequeño que sea puede deteriorar la aposición y el hermetismo de una herida. El máximo de exactitud se logra cuando la punta de la aguja se pasa paralela o perpendicular a la laminilla y no de forma oblicua.

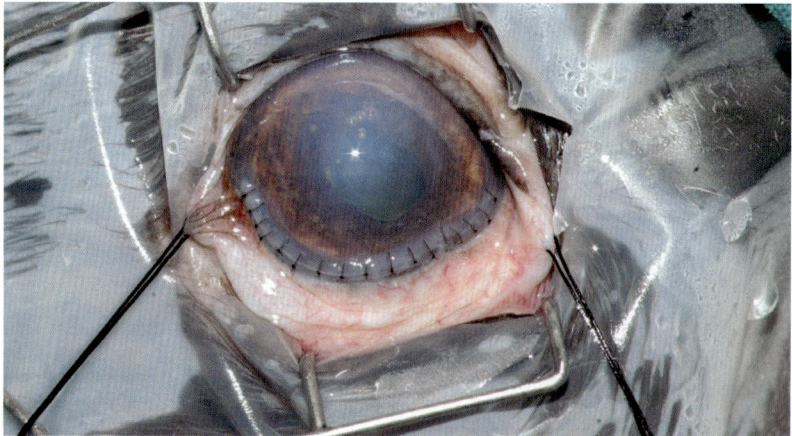

Figura 6. Sutura de córnea con puntos sueltos de nailon de 9/0 en una cirugía intracapsular del cristalino. *Cortesía de la Clínica Veterinaria Oftalmológica Ocaña.*

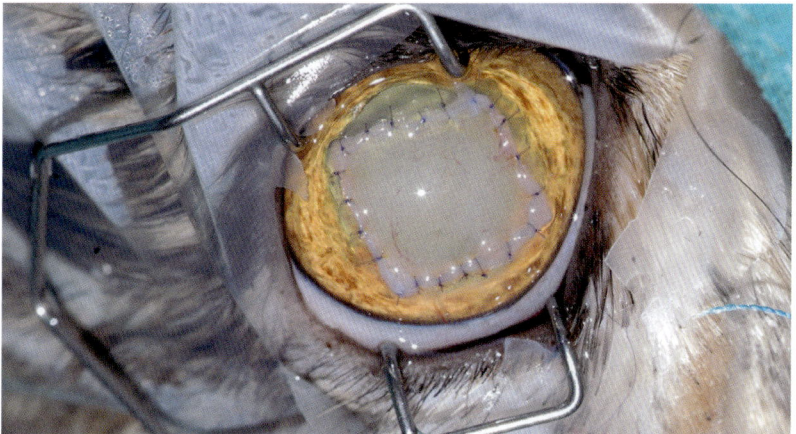

Figura 7. Sutura con puntos sueltos con PGA de 9/0 en un recubrimiento corneal con membrana amniótica. *Cortesía de la Clínica Veterinaria Oftalmológica Ocaña.*

> Es necesario recalcar que un solo punto deformante puede dar problemas en el cierre de la herida en toda su longitud debido, como hemos señalado, a la rigidez del tejido.

A causa de los problemas que pueden aparecer cuando se tensan suturas en tejidos rígidos es más conveniente a la hora de hacer una incisión en estos tejidos, sobre todo en la córnea, decidirse por las incisiones valvulares y tunelizadas, que pueden hacerse herméticas con suturas por aposición simple, y evitar las incisiones perpendiculares, que requieren suturas por compresión para realizar el cierre (fig. 8). Lógicamente, cuando la herida es accidental y no programada en un acto quirúrgico es la habilidad del cirujano la que debe encontrar la solución mejor. Las suturas de esclerótica más habituales son para reparar traumatismos o incisiones practicadas en casos de evisceración y colocación de prótesis intraoculares, en los colgajos realizados en la cirugía del glaucoma y en la colocación supracoroidea de implantes para combatir la uveítis; se suelen poner puntos sueltos y utilizar hilos absorbibles o no de un grosor entre 5/0 y 9/0 (fig. 1). En toda ocasión, tratándose de la córnea, el hilo de sutura debe atravesar los 2/3 del espesor del estroma. Si se coge menos espesor (1/3), no se hace una buena aposición de la herida en la parte del estroma profundo y, si es muy profunda y atraviesa la membrana de Descemet y el endotelio, va a ser causa tanto de una posible entrada de gérmenes a la cámara anterior como de la formación de un edema local permanente por la lesión endotelial (figs. 9 y 10). Un riesgo adicional en la sutura de la córnea es alterar su morfología, lo que va a originar distintos grados de astigmatismo que dificultarán la calidad de la visión del paciente.

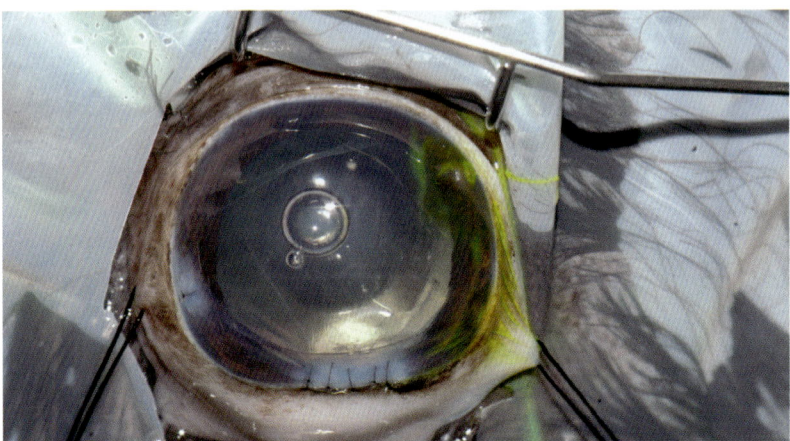

Figura 8. Sutura con nailon de 9/0 (aguja espatulada) con puntos sueltos tras una incisión valvulada para facoemulsificación en una cirugía de cataratas. *Cortesía de la Clínica Veterinaria Oftalmológica Ocaña.*

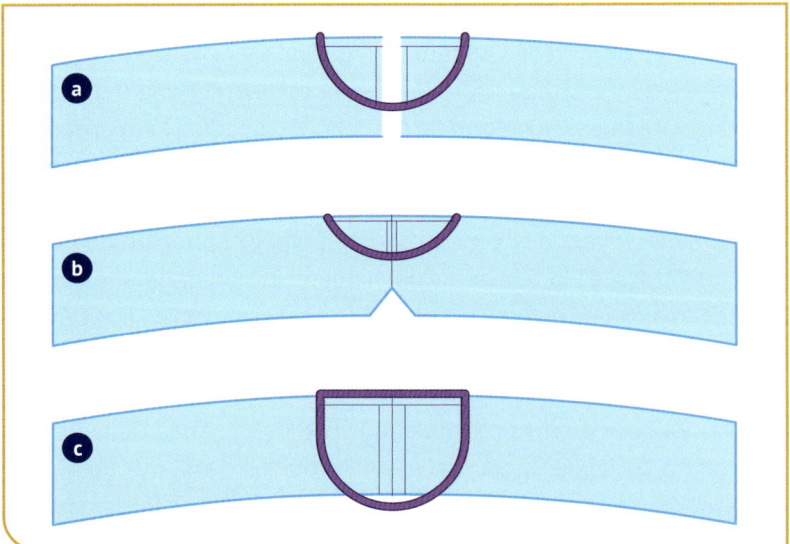

Figura 9. Representación de la profundidad adecuada (2/3 del estroma) de los puntos en una sutura de córnea. Punto correcto (a). Punto muy superficial: la herida tiende a abrirse por la zona más profunda, dificultando la cicatrización (b). Punto que atraviesa el endotelio y produce edema corneal permanente (c). *Cortesía de la Dra. Martín Suárez, Servicio de Oftalmología del Hospital Clínico Veterinario de la UCO.*

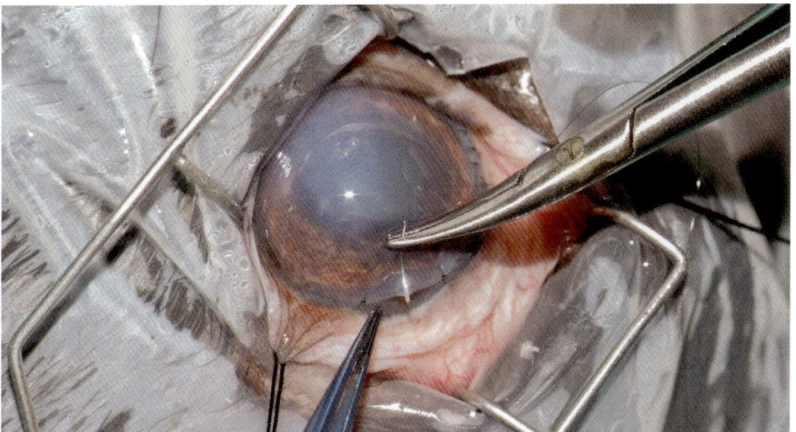

Figura 10. Profundidad adecuada (2/3 del estroma) de los puntos en córnea con aguja espatulada. *Cortesía de la Clínica Veterinaria Oftalmológica Ocaña.*

Órbita

En la cirugía de la órbita el grosor de la sutura se aproxima a los empleados en cirugía general de tejidos blandos, con suturas absorbibles de 2/0 a 5/0 para la ligadura y el cierre de los tejidos más profundos de fascias y los mismos materiales indicados para la piel de los párpados para el cierre cutáneo. A veces, cuando se realiza una enucleación, es bueno intentar reducir el hundimiento de la zona suturada, para ello se pueden colocar prótesis, una sutura no absorbible de un grosor suficiente (3/0 a 5/0) entre el borde dorsal y ventral del anillo orbitario, o bien colocar una malla de las empleadas para la reparación de hernias.

Adhesivos en oftalmología

Aunque no se han considerado tradicionalmente dentro del campo de las suturas, creemos conveniente en un manual de suturas (cierre y sellado de heridas), referirnos al uso de los adhesivos. Ya desde comienzos de 1960 está documentado el interés por conocer sus resultados en el campo de la oftalmología. Hay dos tipos de adhesivos: los sintéticos y los biológicos.

Adhesivos sintéticos

Los adhesivos sintéticos usados al principio fueron los derivados de los cianocrilatos. Se identifican por su composición química, la cual les da la propiedad de la rapidez de polimerización pero también su toxicidad. En cirugía, los más utilizados han sido los derivados del butilcianocrilato por su buena relación entre dichas características. Aunque ya se utilizan muy poco (solo quedan residuos en zonas económicamente deprimidas), es conveniente remarcar que los derivados metílicos producen gran irritación e inflamación, por lo que no es recomendable su uso en oftalmología. Estos adhesivos tienen complicaciones y efectos secundarios que deben considerarse:

- Son tóxicos debido a la liberación de productos de degradación y a la velocidad con que se produce.
- Pueden dar lugar a infecciones secundarias.
- Pueden producir necrosis tisular en las zonas próximas por la liberación de calor.
- Por la polimerización pueden dar lugar a opacidades.
- Se puede producir un desprendimiento precoz del pegamento antes de que se haya ultimado la cicatrización.

Para intentar paliar estos efectos secundarios se han probado nuevos adhesivos sintéticos como los polímeros acrílicos de síntesis, con los que se consigue, entre otras cosas, una menor producción de calor, y también el biodendrímero polimerizable con láser de argón.

> El uso clínico indicado para estos adhesivos sintéticos es en la reparación corneal de pequeñas perforaciones, en cirugía de cataratas, trasplantes de córnea, cirugía muscular en el estrabismo y en cirugía y reparación conjuntival.

Adhesivos biológicos

Su experimentación se inició ante la necesidad de reducir los efectos secundarios de los adhesivos sintéticos, buscando que presentaran biocompatibilidad y biodegradación total con una reacción inflamatoria muy pequeña y sin producir necrosis tisular.

Se pueden emplear en las mismas aplicaciones que las señaladas para los sintéticos y es necesario, como con los anteriores, que antes de su aplicación el tejido esté totalmente seco, lo cual a veces es muy difícil de conseguir. Estos adhesivos biológicos son derivados de la fibrina y con ellos se consigue que el cierre de la lesión sea idéntico al obtenido al final del proceso de la coagulación sanguínea.

Para completar la información, dispones de estos vídeos que te mostrarán intervenciones quirúrgicas en las que se han realizado suturas de párpados.

Vídeo 1. Corrección de un entropión.

Vídeo 2. Resección de un tumor palpebral y reconstrucción del párpado.

12

El electrobisturí

Introducción

El electrobisturí o bisturí eléctrico es un instrumento quirúrgico que se utiliza para realizar cortes en distintos tejidos, así como para coagular vasos sanguíneos durante una cirugía. El funcionamiento de este se basa en la aplicación de una corriente alterna eléctrica de alta frecuencia a través de una sonda delgada de metal que provoca calor causando corte y coagulación.

El electrobisturí emplea la energía eléctrica de alta frecuencia para generar calor, con el objetivo de provocar corte (electrosección) o coagulación (electrocoagulación) en los diferentes tejidos. Esto se consigue haciendo circular corrientes alternas con un rango de 200.000 Hz hasta 3 GHz mediante un generador eléctrico a través de dos electrodos, uno de salida y otro de entrada.

El paso de la corriente eléctrica por el tejido biológico puede causar diferentes efectos que se describen a continuación:

- Efecto farádico. Consiste en la estimulación neuromuscular cuando se aplican frecuencias por debajo de 100.000 Hz. A estas frecuencias, las células susceptibles de estimulación eléctrica, como las células nerviosas y las células musculares, se estimulan por corriente eléctrica. La estimulación del tejido biológico llega al máximo efecto con una corriente de 100.000 Hz y se va reduciendo a medida que la frecuencia aumenta.

  La corriente pulsada o continua a baja frecuencia (menos de 100.000 Hz) genera un impulso de estímulo en las células musculares y nerviosas que puede provocar tetanias, fibrilación ventricular, extrasístoles y otros fenómenos adversos.

Para evitar el efecto farádico, el electrobisturí genera una corriente alterna de alta frecuencia que evita la estimulación neuromuscular. De este modo, el cambio de polaridad es tan rápido que no repercute en el paciente y no provoca reacciones neuromusculares.

- **Efecto electrolítico.** La corriente eléctrica causa en el tejido biológico una corriente de iones. Cuando la corriente es pulsada o continua los iones positivos se desplazan hacia el polo negativo y los iones negativos hacia el polo positivo. En ambos polos el tejido biológico sufre daños.

  Como en el caso anterior, la corriente alterna de alta frecuencia que aplica el electrobisturí evita este efecto. Se consigue que los iones cambien continuamente de dirección y movimiento mediante movimientos oscilantes sin dirigirse a los polos, y de esta manera se evita el daño tisular.

- **Efecto Joule.** En el tejido biológico, el paso de la corriente alterna de alta intensidad a través del electrodo del electrobisturí produce un aumento de la temperatura, que depende de la resistencia eléctrica del tejido, de la densidad de la corriente y del tiempo de aplicación, el cual producirá diferentes cambios a nivel celular del tejido.

A su vez, el efecto Joule varía en función de los siguientes parámetros:

- **Intensidad de corriente y potencia de salida.**
- **Grado de modulación.** En función de la onda de la corriente de alta frecuencia producida por el generador).
- **Forma y tamaño del electrodo.** Un electrodo con forma puntiaguda tiene una superficie de contacto tisular muy pequeña, lo que provoca que la densidad de corriente se concentre en un punto, generando así un mayor aumento de la temperatura. Así favorecemos la acción de corte sobre el tejido biológico. Por el contrario, un electrodo redondeado con una superficie más amplia genera una densidad de corriente más baja dando lugar a una temperatura más baja y favoreciendo así la coagulación del tejido biológico.
- **Resistencia de los diferentes tejidos biológicos.** En función del tejido sobre el que estemos actuando, este generará mayor o menor resistencia (el rango de resistencia tisular se encuentra entre $0{,}1\text{-}4\times10^3\Omega$). A continuación, exponemos varios ejemplos:
  - Sangre: $0{,}16\times10^3\ \Omega$.
  - Músculo, corazón: $0{,}2\times10^3\ \Omega$.
  - Cerebro: $0{,}7\times10^3\ \Omega$.
  - Grasa: $3{,}3\times10^3\ \Omega$.

- **Estado del electrodo activo.** Además de la resistencia tisular, entra en juego la resistencia de contacto del electrodo. Esto implica que durante el uso del electrobisturí hay que mantener el electrodo activo perfectamente limpio para obtener así un rendimiento óptimo.

Factores que alteran los efectos del electrobisturí en los tejidos

- **Voltaje.** Un mayor voltaje provoca un mayor aumento de la temperatura y a su vez produce una mayor lesión térmica colateral. A mayor energía se produce un mayor calentamiento del tejido adyacente al electrodo activo produciendo una coagulación superficial prematura que aumenta la resistencia tisular y puede dar lugar a una carbonización profunda. Por ello, cuando utilicemos el electrobisturí siempre debemos aplicar el menor voltaje para conseguir la acción quirúrgica deseada.

- **Densidad de potencia.** Con un mismo voltaje, la densidad de potencia varía en función de la forma y el tamaño del electrodo activo. Cuando usamos un electrodo acabado en punta, la corriente eléctrica se concentra en un punto muy pequeño, aumentando así la densidad de potencia, y en consecuencia la temperatura del electrodo que provoca vaporización por rotura celular y corte tisular.

  Si por el contrario el electrodo activo tiene una superficie mayor, con un mismo voltaje reduciremos la densidad de potencia, y como consecuencia disminuirá la temperatura sobre el tejido. Este efecto favorece la coagulación (hemostasia de los tejidos).

  El uso de un electrodo activo con forma esférica reduce aún más la densidad de potencia, provocando un efecto de dispersión útil para la fulguración del tejido.

- **Proximidad tisular del electrodo.** La distancia entre el electrodo activo y el tejido es otro factor importante que se debe tener en cuenta. Para realizar la función de corte, el electrodo tiene que estar casi en contacto con el tejido biológico de manera que produzca vaporización. Por el contrario, para conseguir el efecto de coagulación el electrodo tiene que estar en contacto con el tejido biológico, lo que producirá un mayor daño térmico a los tejidos adyacentes.

- **Tiempo de contacto con los tejidos.** A mayor tiempo de contacto con el tejido biológico, mayor es el aporte energético aportado, por esto la velocidad con la que desplazamos el electrodo activo determinará el grado de lesión térmica. A una menor velocidad aumentaremos la lesión térmica colateral y a mayor velocidad produciremos coagulación superficial.

- **Mantener el electrodo activo limpio.** Como ya se ha dicho con anterioridad, es fundamental mantener el electrodo activo limpio y libre de impurezas para conseguir un correcto. Los restos de tejido carbonizado sobre el electrodo activo actúan de aislante, interfiriendo en la transmisión de la energía.

Modos de uso del electrobisturí

El electrobisturí se puede utilizar en dos modos principales: monopolar y bipolar. En el modo monopolar se utiliza un electrodo activo, con el que realizaremos la intervención quirúrgica, y un electrodo de retorno (placa base). El electrodo activo se utiliza para realizar el corte y la coagulación en los tejidos, mientras que el electrodo de retorno o neutro (placa generalmente rectangular de mayor superficie) se coloca en un lugar del paciente no demasiado alejado del punto de intervención (fig. 2). De este modo, la corriente eléctrica fluye desde la sonda activa a través del tejido y vuelve al generador a través del electrodo de retorno.

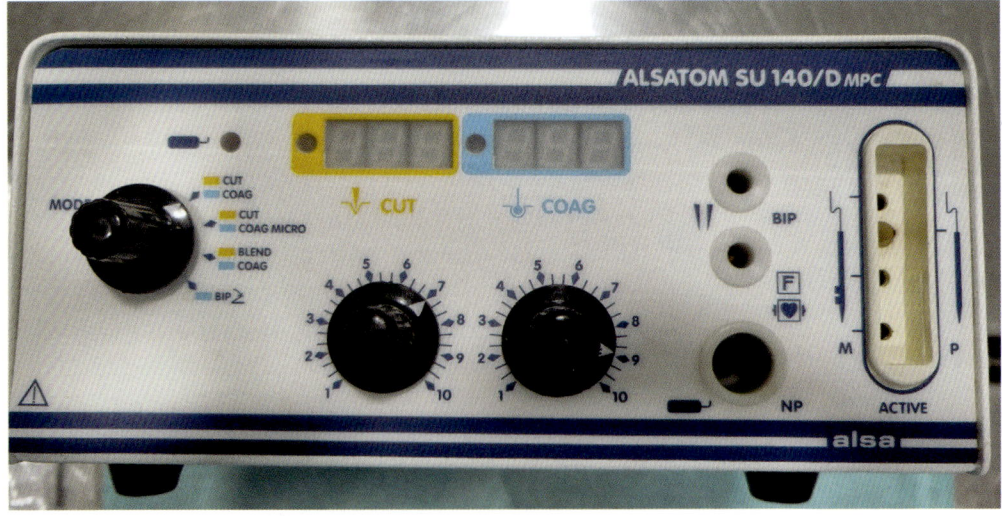

Figura 1. Electrobisturí con función mono- y bipolar.

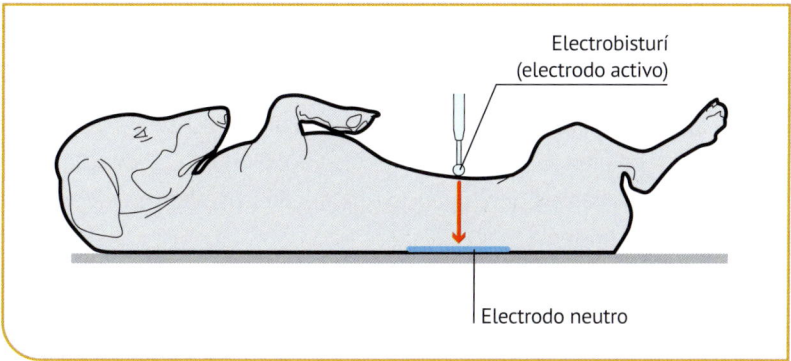

Electrobisturí
(electrodo activo)

Electrodo neutro

Figura 2. Colocación del electrodo de retorno en la mesa de quirófano.

Con el modo bipolar utilizaremos una sonda cuyos electrodos están muy próximos el uno al otro (generalmente es una pinza, fig. 3). La corriente eléctrica fluye entre los dos electrodos y se concentra en un área pequeña entre ellos, lo que permite una cirugía más precisa (únicamente se actúa sobre el tejido prendido por la pinza, fig. 4).

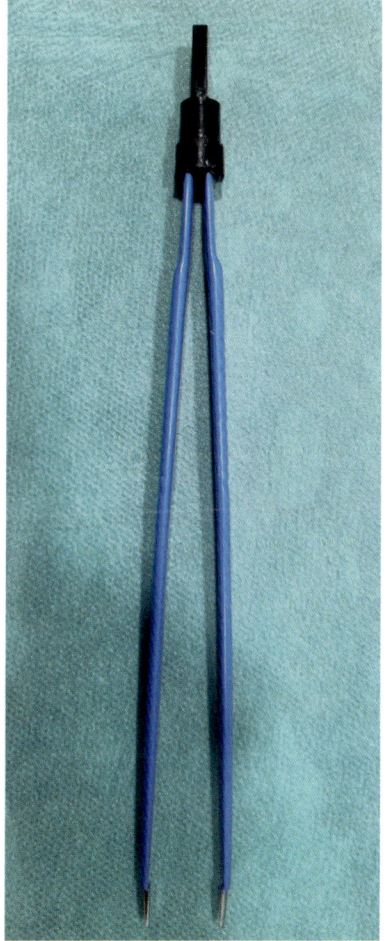

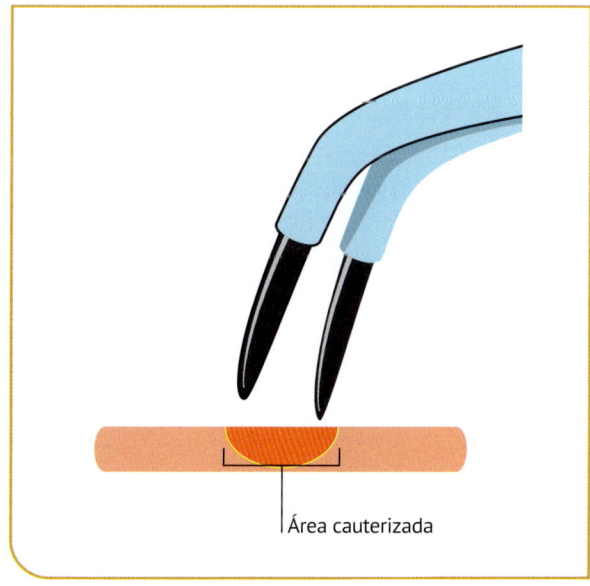

Área cauterizada

Figura 4. Las ramas de las pinzas actúan como electrodos, cauterizando el tejido que queda entre ellas.

Figura 3. Pinzas para coagulación bipolar.

Corte monopolar

El corte monopolar es la incisión del tejido biológico provocado por la corriente de alta frecuencia al pasar por la punta del electrodo activo. Al entrar en contacto con el tejido crea un aumento de la temperatura en las células que provoca su estallido. Con ello, al desplazar el electrodo activo vamos destruyendo una célula tras otra provocando el efecto de corte (vídeo 1).

Vídeo 1. Corte de tejidos con electrobisturí.

El movimiento del electrodo activo evita que el calor se propague por el tejido circundante y se evitan así lesiones colaterales. Para conseguir un corte preciso con el menor efecto térmico se utiliza una corriente sinusoidal pura sin modulación. De este modo el corte es más preciso, pero disminuye la coagulación. Por este motivo, generalmente se usa la corriente de alta frecuencia con cierto nivel de modulación, consiguiendo así un corte preciso y una disminución del sangrado debido al efecto de la coagulación.

Consejos para realizar el corte monopolar

- Mantener el tejido húmedo, pero no excesivamente.
- Ensayar el movimiento de corte antes de realizarlo.
- Mantener el electrodo activo en posición perpendicular al tejido biológico.
- Accionar el electrobisturí antes de entrar en contacto con el tejido.
- Mantener el electrodo activo limpio.
- Esperar un tiempo entre corte y corte para que la temperatura del electrodo disminuya.
- Ajustar correctamente la potencia de salida utilizando siempre la menor posible para conseguir el corte deseado. Si la potencia de salida está ajustada correctamente, no se aprecia resistencia al movimiento a través del tejido biológico, no habrá cambios de coloración sobre el tejido que incidimos ni se acumularán restos de tejido en el electrodo activo.

Coagulación monopolar

Con la coagulación monopolar se consigue la hemostasia de pequeños vasos sanguíneos mediante el flujo de corriente de alta frecuencia
a través del electrodo activo. Para la coagulación monopolar se utiliza
un electrodo de superficie más amplia disminuyendo así la densidad
de potencia. Al transmitirse la energía sobre un área más grande las
células superficiales no estallan, se secan, provocando así el efecto
de coagulación. Estas superficies celulares coaguladas actúan como
un colchón aislante que disminuye el calor al volver a aplicar la corriente. Para conseguir este efecto, la corriente de alta frecuencia lleva
una mayor modulación. A mayor modulación, menor precisión del corte
pero mayor coagulación.

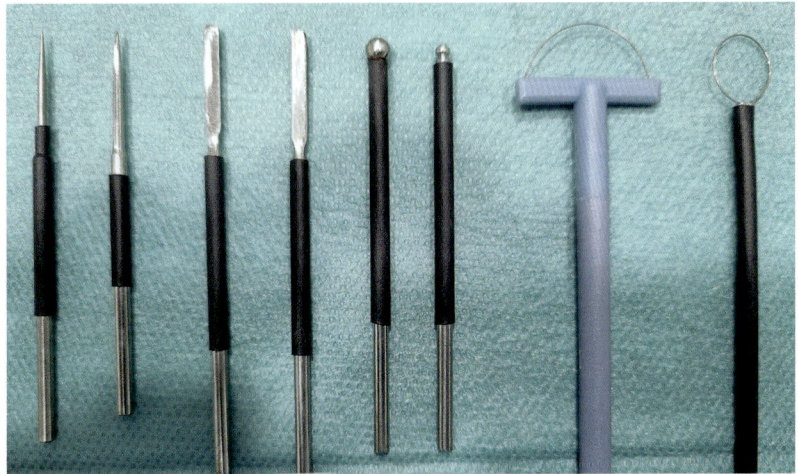

Figura 5. Los diferentes cabezales del electrodo activo le permiten realizar su función de
diferente modo. Cuanto más pequeño es el extremo, más preciso es el corte.

Consejos para realizar la coagulación monopolar

- Utilizar un electrodo de mayor superficie o redondeado.
- Localizar el vaso sangrante, secar bien, tocar el vaso con el electrodo activo y
  seguidamente accionar el mismo.
- Desconectar el electrodo en cuanto el tejido se aclare para evitar lesiones tisulares.
- Mantener siempre limpio el electrodo.

Coagulación bipolar

Para la coagulación bipolar los electrodos están situados normalmente en los extremos de una pinza hemostática (fig. 3). Con el uso de la coagulación bipolar realizaremos la hemostasia de pequeños vasos sanguíneos situados entre los extremos de la pinza. La densidad de corriente utilizada es baja, lo que permite una desecación de la superficie celular que produce la coagulación y un efecto aislante para evitar la penetración de calor en sucesivos usos del electrobisturí.

Indicaciones

El uso del electrobisturí está ampliamente extendido en la cirugía veterinaria en multitud de actos quirúrgicos, si bien su principal uso es como herramienta quirúrgica de apoyo en la realización de diferentes tipos de cirugías, ya que nos permite tener campos quirúrgicos más limpios, así como mayor rapidez en el abordaje de un acto quirúrgico.

> La posibilidad de realizar corte y coagulación simultánea aumenta la rapidez y la limpieza de las intervenciones.

Piel y anejos

El uso del electrobisturí como herramienta de corte de la piel al iniciar una intervención quirúrgica (laparotomía, ovariohisterectomía, castración) no es muy frecuente. Su uso en piel queda circunscrito a la resección de pequeñas masas a nivel cutáneo, por ejemplo, es muy frecuente para extirpar papilomas tanto en piel como en párpados y conjuntiva (vídeo 2). Es eficaz también para evitar hemorragias de la arteria ungueal cuando se producen roturas de uñas, así como para coagular hemorragias en almohadilla y pabellón auricular.

Vídeo2. Resección de un papiloma en los labios.

Tejido subcutáneo

El electrobisturí es una herramienta muy eficaz para el corte y coagulación del tejido subcutáneo y del tejido graso. Permite un corte limpio y reduce mucho el sangrado, lo cual favorece la posibilidad de tener un campo quirúrgico óptimo para el abordaje de la cirugía (cirugía abdominal, traumatología, cirugía tumoral). Además, con el uso del electrobisturí aumentamos la velocidad del abordaje a las estructuras porque el corte y la coagulación se realizan de manera simultánea.

Mucosa oral

Es frecuente el uso del electrobisturí para la resección de tumores orales, principalmente épulis, puesto que logramos una resección completa de la masa y realizamos una coagulación del tejido, con lo que disminuye considerablemente el sangrado. Además, debido a la naturaleza fibrótica de los épulis su abordaje es mucho más sencillo con el electrobisturí que con el convencional.

> El electrobisturí monopolar se utilizará únicamente para la coagulación de pequeños vasos sanguíneos, la hemostasia de vasos de gran calibre debe realizarse mediante otros métodos, como son las ligaduras vasculares o las grapas.

Tumores

El electrobisturí es una herramienta de gran ayuda para la exéresis de tumores (vídeo 3). Los tumores son tejidos generalmente muy vascularizados, por ello, cuando se extirpan se produce un profuso sangrado que se reduce con el uso del electrobisturí, permitiendo un abordaje más rápido y un campo quirúrgico más limpio.

Vídeo 3. Resección de neoplasia con electrobisturí monopolar.

Manejo

El uso del electrobisturí, además de necesitar destreza, que se adquiere con el entrenamiento y la práctica, también requiere tener en cuenta una serie de medidas encaminadas, por una parte, a evitar lesiones al paciente y, por otra, a conseguir un resultado quirúrgico óptimo.

Utilizar el electrobisturí sin las medidas adecuadas puede resultar peligroso para el paciente (por ejemplo, el paciente en cuya cirugía se prevé utilizar el electrobisturí no debe llevar objetos metálicos porque le podrían ocasionar quemaduras). Para evitarlo es muy importante hacer un correcto uso del mismo siguiendo los protocolos dictaminados para evitar lesiones no deseadas.

> Es preciso retirar collares, arneses o chapas que puedan interferir con la corriente eléctrica de alta frecuencia y provocar quemaduras al paciente.

A continuación, se detallan las medidas de precaución que se deben aplicar cuando se opera con el electrobiscurí, tanto para conseguir un resultado óptimo como para evitar posibles lesiones al paciente.

Con respecto al **electrodo de retorno**:

- Entre el paciente y la mesa quirúrgica siempre tiene que haber empapadores o algún aislante que evite el contacto directo del animal con la mesa.
- Posición del electrodo neutro. Hay que intentar colocar el electrodo de retorno preferiblemente en el recorrido vertical o diagonal al área que se va a intervenir. Es importante también que no esté muy alejado del área de incisión y que se produzca un contacto completo del electrodo de retorno con la superficie del paciente. Evitaremos colocar el electrodo de retorno en tórax, cabeza y zonas óseas próximas a la piel. En animales con mucho pelo podemos utilizar gel para favorecer la transmisión eléctrica entre el paciente y el electrodo de retorno.
- Mantener los cables que van del electrobisturí a los electrodos separados y sin entrar en contacto con el animal.
- Tener en cuenta la posibilidad de interferencias con los sensores de monitorización anestésica.

En lo que respecta al **electrodo activo** es preciso:

- Utilizar siempre el menor nivel posible de potencia de salida que nos permita realizar la intervención para minimizar eventuales daños colaterales .
- Para un funcionamiento óptimo de la unidad debemos elegir la forma y el grosor del electrodo activo antes de realizar cualquier intervención quirúrgica.
- Mantener íntegro y limpio el electrodo activo para que funcione correctamente.

Ventajas e inconvenientes

Como se desprende de lo expuesto anteriormente, el uso del bisturí implica una serie de ventajas e inconvenientes (tabla 1) que conviene conocer bien para sacar el mejor rendimiento del mismo y utilizarlo adecuadamente y en las ocasiones apropiadas.

Tabla 1. Ventajas e inconvenientes del uso del electrobisturí.

Ventajas	Inconvenientes
• Produce incisiones precisas, sin necesidad de ejercer presión sobre los tejidos. • Mayor rapidez de acceso al campo quirúrgico. • Campo quirúrgico más limpio y menos sangrante. • Disminuye la hemorragia al existir la posibilidad de realizar corte y coagulación simultaneo. • Permite incidir con mayor facilidad sobre tejidos hipertróficos y fibróticos. • Buena cicatrización en los tejidos gingivales, especialmente en tumores orales. • Previene la infiltración de microorganismos en la línea de incisión.	• Es necesario un aprendizaje previo para realizar un uso correcto del mismo. • Un uso incorrecto puede causar quemaduras. • No se suele utilizar para realizar incisiones cutáneas. • Se utiliza para coagulación de pequeños vasos sanguíneos, pero su uso en zonas con vascularización de mayor calibre puede provocar un sangrado posquirúrgico. • Puede provocar quemaduras en tejidos adyacentes retrasando la cicatrización o dando lugar a infecciones secundarias.

Electrobisturí en endoscopia

La cirugía endoscópica cada vez tiene un uso más extendido en cirugía veterinaria. Si bien la endoscopia tradicionalmente ha sido un medio diagnóstico, progresivamente se va incorporando a las técnicas quirúrgicas aplicadas en cirugía veterinaria.

El uso más extendido corresponde al electrobisturí con el sistema monopolar debido a su versatilidad, ya que permite realizar corte puro, coagulación y corte mixto combinando las dos funciones, no obstante, esta última modalidad aumenta el riesgo de quemaduras.

Riesgos

Como se ha comentado, la utilización del electrobisturí conlleva riesgos derivados del desarrollo de este tipo de cirugía. Un entorno quirúrgico muy restringido, junto con la proximidad de otro instrumental y conductores facilitan la transmisión de corrientes eléctricas al tejido adyacente al laparoscopio que pueden causar lesiones intrabdominales, necrosis del tejido circundante o perforación de órganos internos. Las situaciones que facilitan estos efectos se detallan en la siguiente lista:

- Visión restringida del campo quirúrgico.
- Posibilidad de interferencias con el monitor de vídeo.
- Falta de formación endoscópica del cirujano.
- Fallos del equipo o de sus accesorios.
- Corrientes capacitivas.
- Contacto del electrodo activo con el tejido circundante.

Concretamente, algunas de estas situaciones se producen como consecuencia de un uso inadecuado de la electrocirugía que describimos a continuación:

- Acoplamiento directo: se produce cuando el electrodo activo entra en contacto con otro elemento de metal ocasionando una transferencia de corriente. Esta circunstancia puede causar lesiones en los tejidos con los que entra en contacto.
- Fallos de aislamiento: se producen cuando hay un voltaje excesivo. El uso continuado del electrodo activo provoca un desgaste de este que puede derivar en fallos de aislamiento en superficie, dando lugar a un flujo de corriente que puede causar quemaduras.
- Acoplamiento capacitivo: se produce cuando se induce la corriente eléctrica desde el electrodo activo a un material conductor cercano, aunque el aislamiento del electrodo esté intacto. Esto es debido a que en las intervenciones con electrobisturí en endoscopia el campo eléctrico varía rápidamente de manera alterna alrededor del electrodo activo. Este campo eléctrico generado solo se contiene parcialmente con el aislamiento del electrodo y crea corrientes alternas que atraen y repelen los iones en el tejido, pudiendo ocasionar quemaduras en los mismos.

Para minimizar los riesgos es importante:

1. Tener una formación completa en cirugía endoscópica, así como en electrocirugía endoscópica.
2. Realizar el mantenimiento y la revisión periódicos del electrobisturí y sus electrodos.
3. Uso preferente de electrodos desechables.
4. Priorizar el modo bipolar, ya que disminuye los riesgos (perdemos la versatilidad que ofrece el monopolar).

Como conclusión podemos decir que el uso del electrobisturí en endoscopia es un instrumento esencial que nos permite realizar corte y coagulación al mismo tiempo con la consiguiente rapidez y limpieza de la intervención; sin embargo, no está exento de riesgos, lo que implica un manejo experimentado y un mantenimiento adecuado del mismo.

Para completar la información, dispones de estos vídeos que te mostrarán otras intervenciones quirúrgicas en las que se ha utilizado el electrobisturí monopolar.

 **Vídeo 4.** Resección de tumor mamario y sutura de tejido subcutáneo y piel.

 **Vídeo 5.** Resección de masa cutánea con electrobisturí y sutura por capas.

13

Suturas mecánicas

Definimos sutura mecánica en cirugía, a la unión de los bordes de una herida mediante el uso de instrumentos, semiautomáticos o automáticos, de diferentes características que utilizan como elemento de unión o ligadura la grapa. Son instrumentos diseñados para efectuar suturas predeterminadas de forma mecánica, rápida y segura. La aplicación de suturas mecánicas supone un salto cualitativo en la cirugía veterinaria, ya que nos permite, con un aprendizaje previo, la realización de numerosos actos quirúrgicos disminuyendo las complicaciones derivadas de las habilidades técnicas del cirujano. El principal inconveniente de las suturas mecánicas es el elevado coste de muchos de los instrumentos.

Principios de las suturas mecánicas

- Reducir los tiempos quirúrgicos.
- Minimizar el trauma tisular.
- Permitir un buen aporte sanguíneo.
- Proporcionar hemostasia.
- Obtener anastomosis libre de tensión.
- Crear un buen lumen.
- Dejar un adecuado margen de tejido.
- Crear estanqueidad.

Clasificación y descripción

Vamos a clasificar las suturas mecánicas en función de los patrones de unión y corte en los diferentes tejidos. Podemos dividirlas en los siguientes grupos (fig. 1):

- Circulares
- Lineales
- Lineales cortantes
- Ligaduras
- Cutáneas

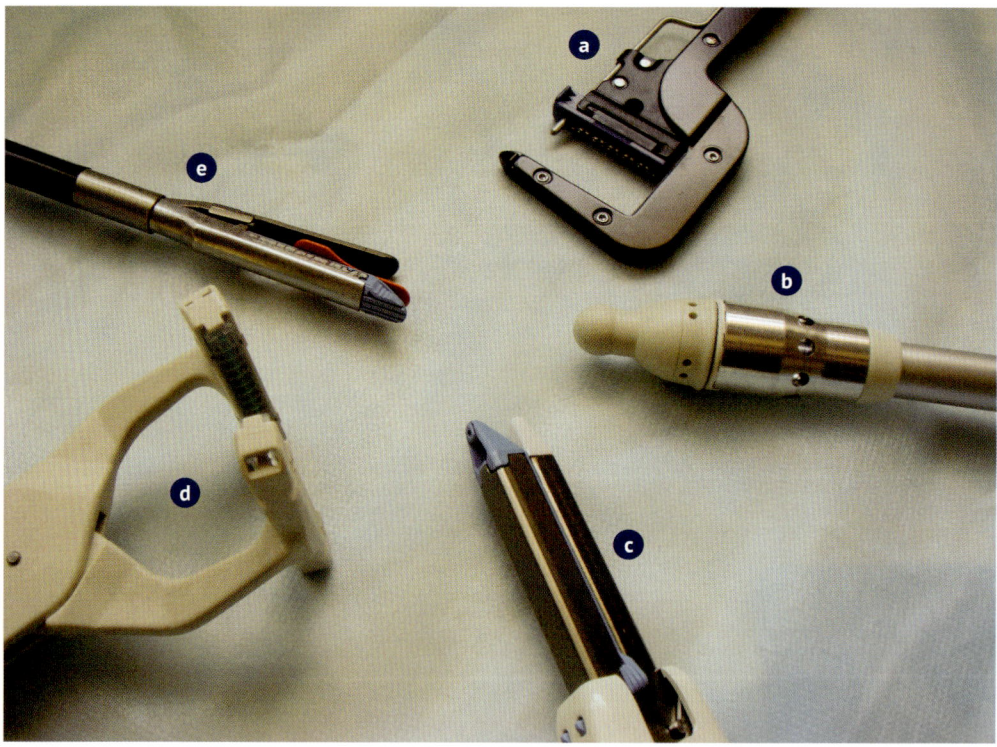

Figura 1. Tipos de cabezales de grapadoras. En función de sus características, se realizará un tipo u otro de sutura. Grapadora lineal (a). Grapadora circular (b). Grapadora-cortadora lineal (c). Grapadora-ligadora lineal (d). Grapadora lineal con cabezal giratorio (e).

Grapadoras circulares

Son instrumentos quirúrgicos utilizados para la realización de anastomosis terminoterminales, terminolaterales y laterolaterales. Se usan en el tracto digestivo y su uso más frecuente es en colon y recto.

La grapadora circular consta de mango, eje y unidad grapadora (figs. 2 y 3). El mango tiene el aspecto de un freno de bicicleta y puede ser recto o curvo. En un extremo tiene una palomilla que permite acortar o alargar su eje interno. Al final del mismo está la unidad grapadora o, también llamada aplicador de grapas, y una cuchilla circular. En el centro del aplicador y concéntrico con el eje hay un orificio por el que discurre otro eje menor. De entrada está oculto, pero girando la palomilla se adelanta unos centímetros. Su extremo hueco tiene una doble función: colocar un punzón, cuando se introduce la grapadora circular si es necesario, y ajustarse al eje del yunque una vez que este y la grapadora están correctamente situados.

El yunque, con forma de paraguas, puede separarse del aplicador de grapas y es la pieza sobre la que se aplastan las grapas. En el momento del grapado, se ajustan y ensamblan yunque y aplicador de grapas para lograr la anastomosis de los tejidos. Las dos piezas de la grapadora se introducen de manera independiente en los órganos a anastomosar. Una vez colocados y ajustados, se procede al ensamblaje de las partes. La cuchilla circular secciona el tejido sobrante y con movimientos de lateralización se extrae la grapadora.

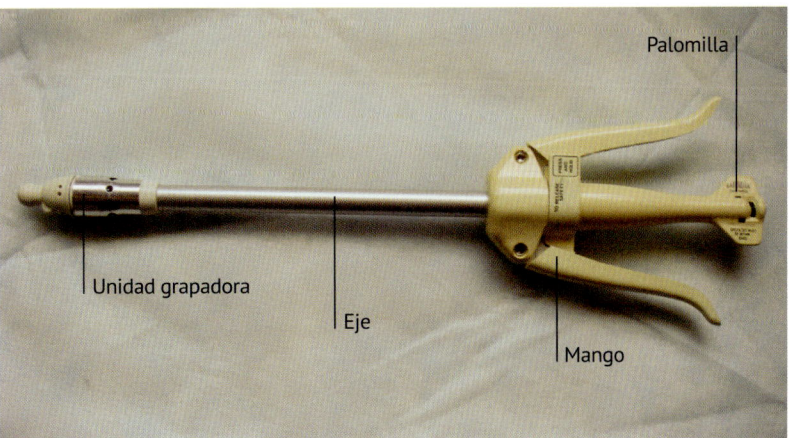

Figura 2. Grapadora circular.

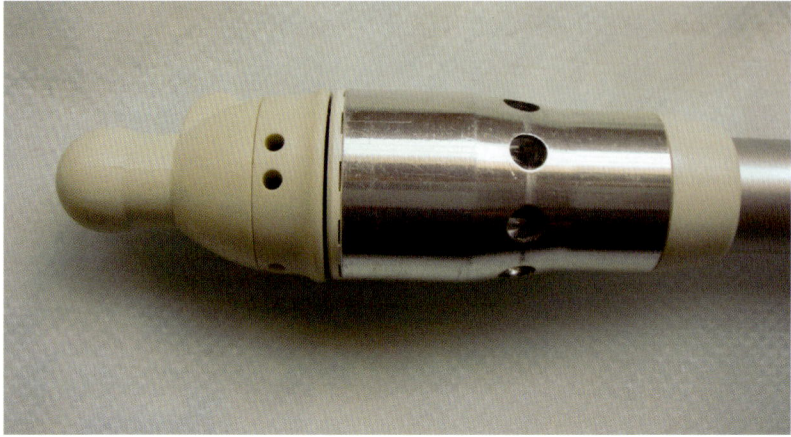

Figura 3. Cabezal de grapadora circular.

Grapadoras lineales

Su función es colocar filas de grapas. Se utilizan para aproximar y se-llar la luz de una víscera o del parénquima pulmonar como paso previo a la sección de la misma con bisturí eléctrico. Con este tipo de grapas garantizamos la estanqueidad de la víscera, evitando contaminaciones y fugas.

Las grapadoras lineales (figs. 4-7) están formadas por un mango y un eje similares a las grapadoras circulares (fig. 2). El yunque en este caso está fijo en el extremo del eje, se sitúa perpendicular al mismo y tiene forma longitudinal. La unidad que alberga el cartucho de grapas se desplaza sobre el eje para ajustarse al yunque.

El mango de la grapadora tiene dos tiempos. Con el primero que-dan los tejidos atrapados. Entonces, ajustaremos un tornillo por la parte abierta de la grapadora, asegurando así el grapado de todo el tejido. Con el segundo paso, prensamos las grapas contra el yunque. Final-mente, seccionamos el tejido con el bisturí y soltamos la grapadora comprobando que no hay sangrado y, por lo tanto, la estanqueidad del tejido grapado.

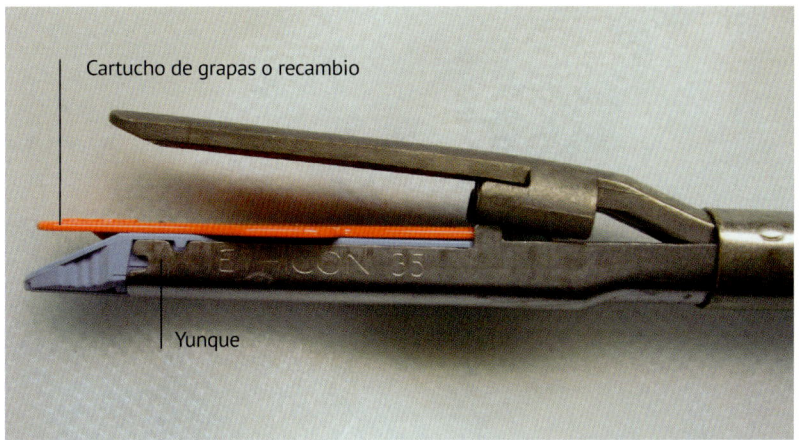

Cartucho de grapas o recambio

Yunque

Figura 4. Cabezal de grapadora lineal.

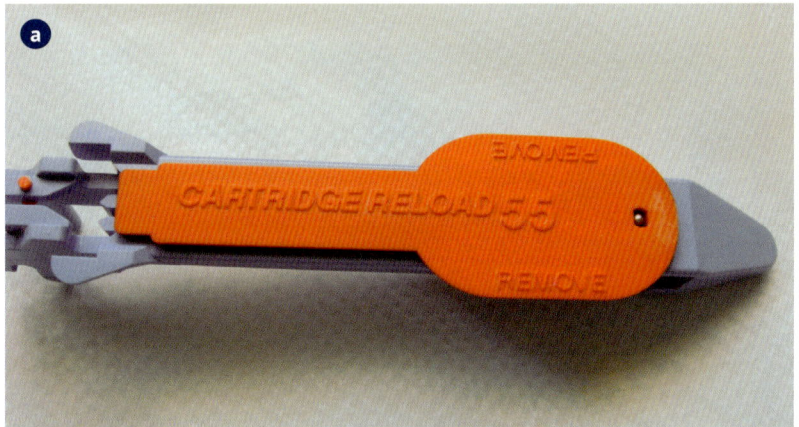

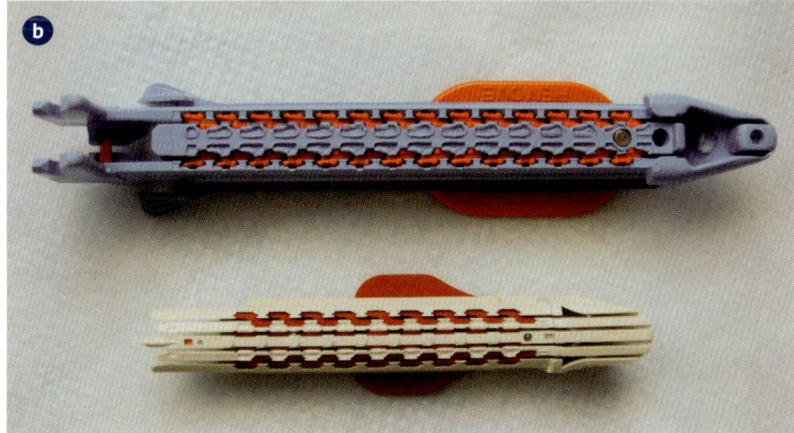

Figura 5. Recambio de grapadora lineal (a). Recambios abiertos para apreciar las filas de grapas (b).

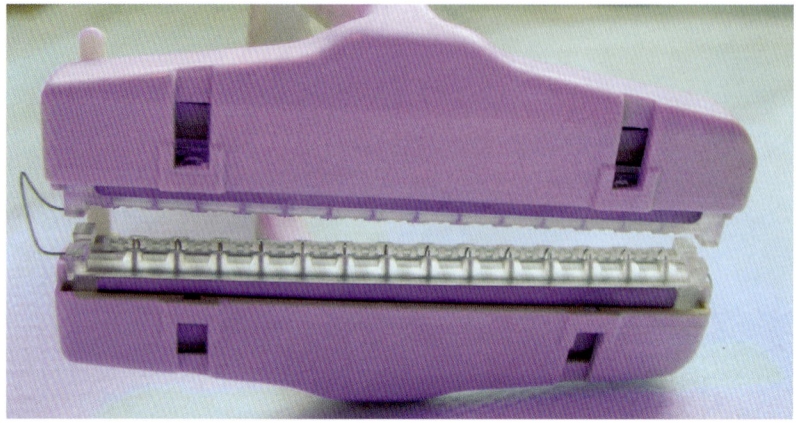

Figura 6. Grapadora-ligadora lineal. Obsérvese que el yunque es perpendicular al eje. Se trata de un instrumento de un solo uso que coloca una sola hebra circunferencial de sutura quirúrgica trenzada no absorbible sujetada por grapas de acero inoxidable.

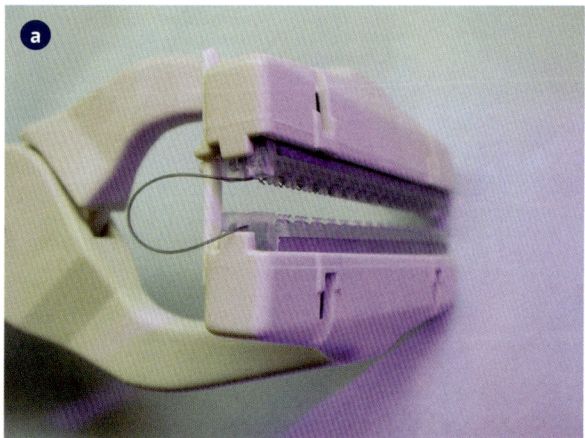

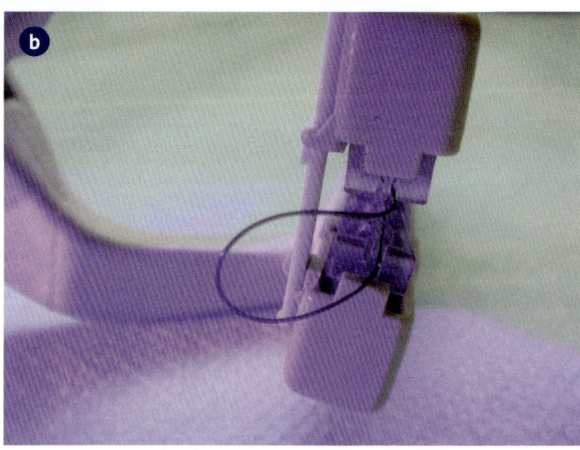

Figura 7. Detalles del cabezal de grapado. Obsérvese el hilo de sutura no absorbible que puede ser de poliéster o nailon.

En la figura 8 se muestra cómo quedaría grapado el tejido con una grapadora-ligadora lineal.

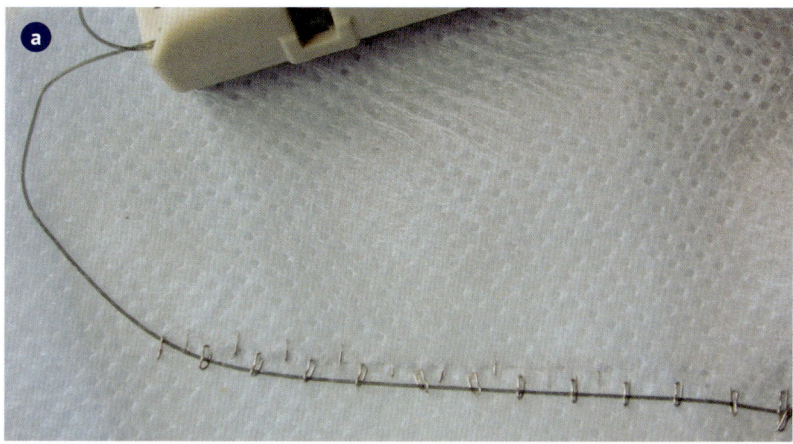

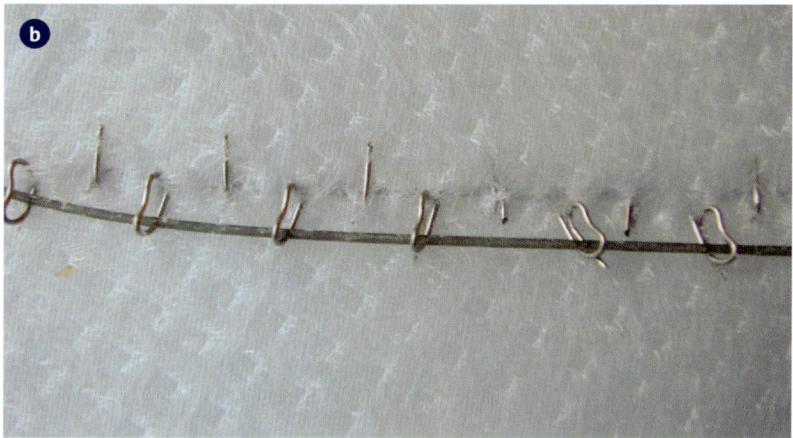

Figura 8. Disposición de la sutura de la grapadora-ligadora lineal de la figura 6. Este tipo de instrumento se utiliza para realizar suturas en bolsa de tabaco en cirugía gastrointestinal (a). Detalle de las grapas y del hilo; obsérvese en la imagen cómo el hilo pasa por el interior de las grapas (b).

Grapadoras cortadoras lineales

Se utilizan para seccionar porciones de vísceras (estómago, intestino) con garantías de estanqueidad y también para realizar anastomosis funcionales. Su función es colocar de forma paralela dos suturas dobles de grapas, y seguidamente, con una cuchilla incorporada se puede seccionar y separar las dos suturas, dejando entre las líneas de sutura y el borde de sección una distancia que equivale a 1,5 veces el tamaño de las grapas.

La grapadora cortadora lineal consta de dos cuerpos que se ensamblan aproximando los tejidos (figs. 9 y 10). En uno está el yunque y en otro el cartucho de grapas y la cuchilla.

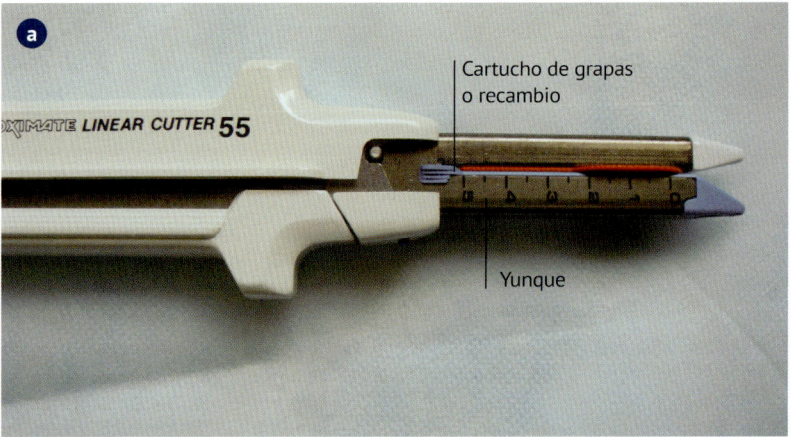

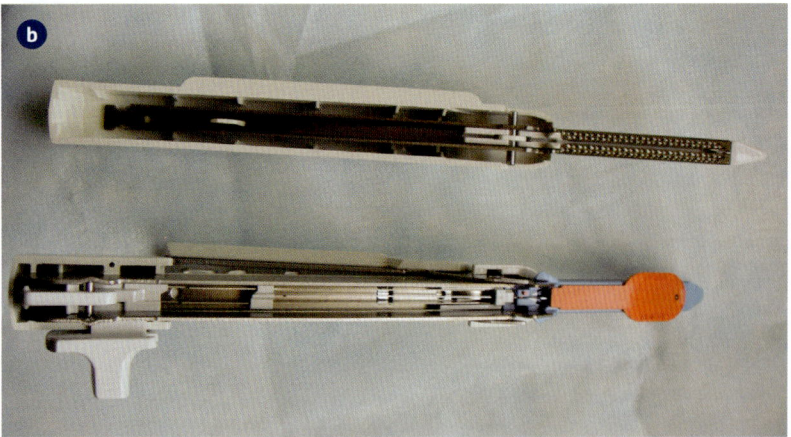

Figura 9. Grapadora cortadora lineal. Vista externa (a). Preparada para reemplazar la carga (b).

Para grapar los tejidos, el procedimiento es el siguiente: una vez se ajusta la grapadora a los tejidos, prensaremos las grapas con el mango. Seguidamente, la cuchilla se desliza entre las dos filas de grapas paralelas para producir la sección del tejido. En la figura 10 se muestra cómo es el grapado.

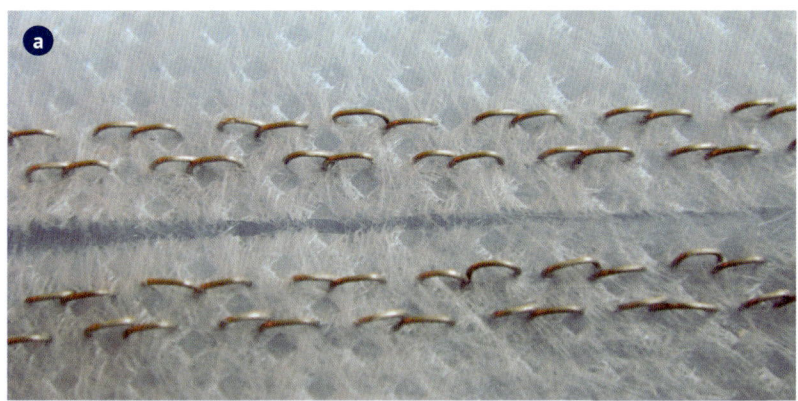

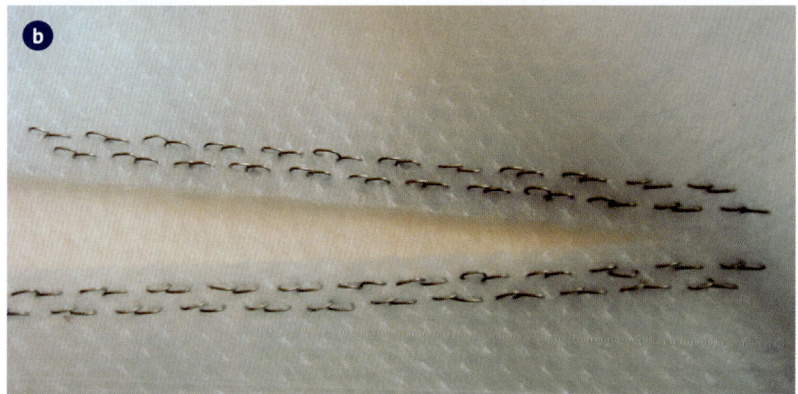

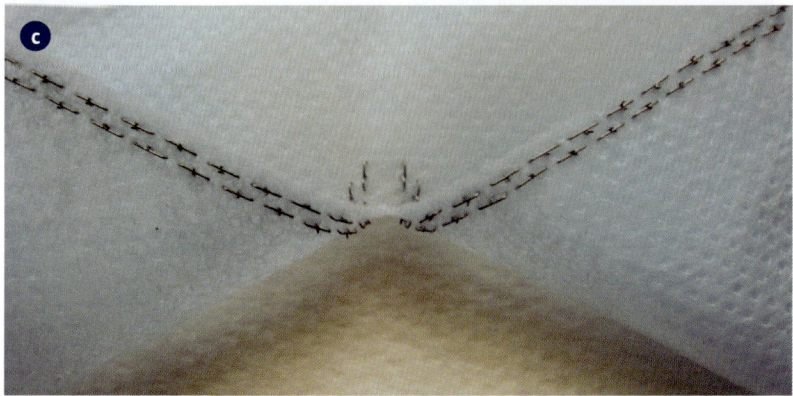

Figura 10. Disposición de las grapas y corte realizado por una grapadora cortadora.

Ligaduras vasculares

Se utilizan para sellar pequeños vasos (*ver Ligaduras y grapas vasculares* en el capítulo 7, *Reparación de tejidos*). Hay modelos que colocan las grapas de una en una (fig.11) y otros que realizan la función de corte y grapado de los dos extremos del vaso seccionado.

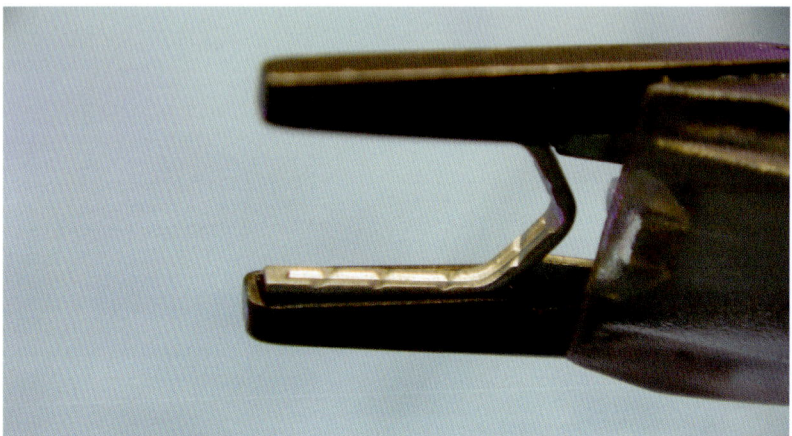

Figura 11. Grapa colocada en el cabezal.

Para utilizar las ligaduras vasculares es fundamental realizar una buena disección del vaso que se va a sellar de modo que la grapa se ajuste completamente al contorno del mismo.

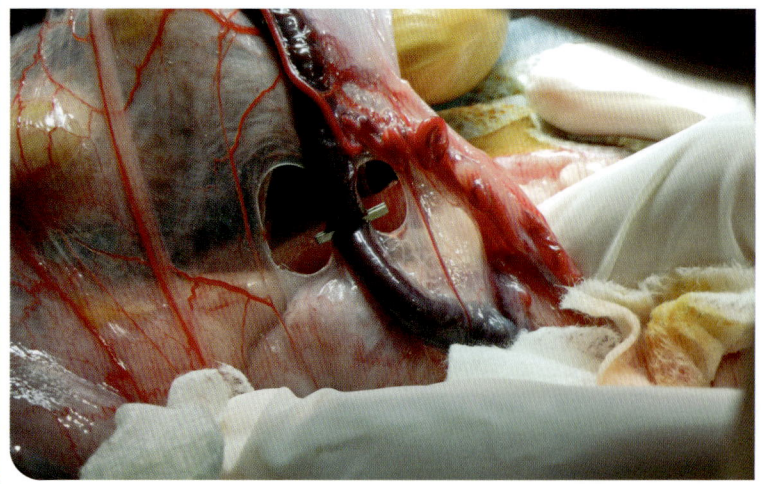

A diferencia de las grapadoras lineales, los aplicadores de clips son de una sola pieza y contienen entre 15-20 grapas.

Grapadoras cutáneas

Las grapadoras cutáneas (fig. 12) se utilizan para realizar cierres de incisiones cutáneas con mayor rapidez que las suturas convencionales. El principal inconveniente es la anatomía de la piel de los animales de compañía, que debido a su grosor, limita su uso en determinadas zonas. También hay que tener en cuenta la localización de la herida que se desea suturar, ya que las grapas cutáneas no nos dan tanta seguridad al cierre como una ligadura.

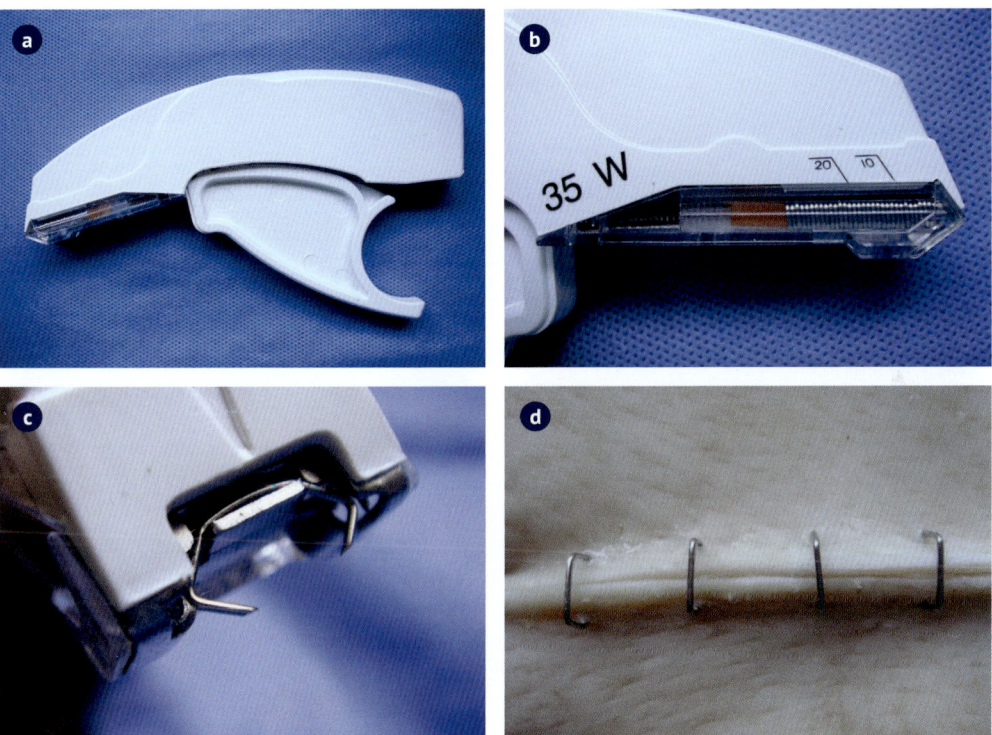

Figura 12. Imágenes de grapadora cutánea que muestran diferentes detalles. Vista global (a). Detalle del visor y contador de grapas, localizados en el cabezal (b). Detalle de la grapa dispuesta en el cabezal (c). Resultado final: piel suturada con grapas (d).

14

Las suturas en endoscopia

La cirugía endoscópica es una técnica alternativa de la que actualmente disponemos los veterinarios. Sin duda, es un adelanto en la práctica quirúrgica que nos exige una gran preparación, un largo aprendizaje y un esfuerzo económico que posiblemente la mayoría de los cirujanos veterinarios en la actualidad no están dispuestos a afrontar. La inversión que la clínica veterinaria privada debe hacer, no solo en material como dispositivos audiovisuales, insuflador, trocares de diferentes medidas, pinzas, porta etc., sino también en la formación del equipo quirúrgico, supone un gasto que en ocasiones puede ser excesivamente elevado.

Por otra parte, y sin duda, la recuperación de un animal (posoperatorio) después de una intervención de este tipo será más rápida y, por tanto, menos costosa tanto desde el punto de vista médico como económico.

En consecuencia, debemos tener claras las ventajas e inconvenientes a los que nos enfrentamos al optar por la cirugía endoscópica.

Los materiales para suturar, tanto agujas como hilos, son exactamente los mismos que se utilizan en la cirugía convencional y que adaptaremos a las circunstancias de cada intervención (diámetro de trocares, longitud del hilo necesario, etc.). Es importante utilizar hilos claramente visibles y fáciles de anudar; nos fijaremos en su capacidad para plegarse o no plegarse, pues dependiendo del tipo de intervención será deseable una u otra opción.

Podemos modificar en cada caso la curvatura de las agujas si es necesario, pero su punta no y por este motivo debemos utilizarlas con puntas que no produzcan desgarros en los tejidos que se va a suturar.

Sutura manual

La sutura manual es una maniobra compleja y difícil en cirugía endoscópica que requiere de un prolongado aprendizaje. Por ejemplo, muchos de los cirujanos realizan las anastomosis ayudados de sistemas de grapado mecánico, ya que es más rápido y requiere un menor grado de experiencia; sin embargo, la sutura manual, con el debido método de aprendizaje, proporciona una serie de ventajas que enumeramos a continuación:

- Aporta mayor seguridad en el cierre, especialmente en las anastomosis, disminuyendo el sangrado en las uniones y la posibilidad de fugas.
- Se reducen en gran medida los costes de la intervención (un hilo de sutura es mucho más económico que las suturas mecánicas).

Instrumental y manejo

En este apartado haremos referencia al instrumental (fig. 1) que utilizamos en cirugía endoscópica a la hora de realizar suturas.

- **Portagujas:** los portagujas usados en endoscopia tienen el extremo distal igual que los portagujas convencionales, pero son más largos y el mecanismo de cierre es generalmente de cremallera. Los protagujas tienen dos diseños: con articulación estándar y autoorientables.
- **Contraporta:** instrumento que utilizamos junto con el portagujas cuando se realiza una sutura en endoscopia. Su extremo distal es similar al portagujas pero más romo. Lo usamos para sujetar temporalmente la aguja, para ayudar a pasar el punto y para anudar.
- **Empujanudos o bajanudos:** es un cilindro que nos permite llevar el nudo hacia el interior en las suturas endoscópicas extracorpóreas. Este instrumento se utilizó por vez primera en cirugía en 1972 por el doctor Clarke (empujanudos en herradura de Clarke).

    Actualmente, hay dos tipos de empujanudos, uno con el extremo final cerrado y otro con el extremo abierto. Muchos cirujanos prefieren el primero, ya que es más fácil de usar y evita que se descoloquen los nudos, por lo que las suturas se realizan más rápidamente.
- **Pinzas:** se utilizan para coger el tejido, sujetar la aguja o realizar nudos intracorpóreos. Las pinzas con ramas sin dientes son las más adecuadas.

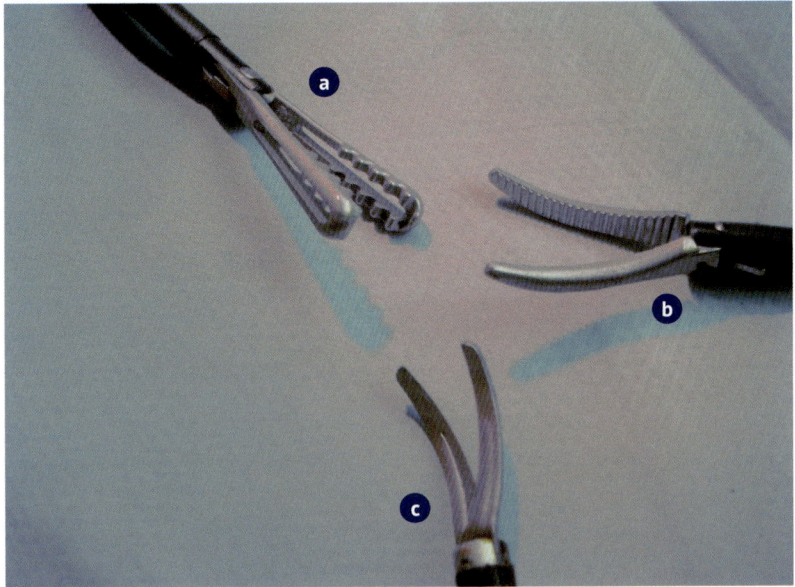

Figura 1. Parte del instrumental para realizar suturas en cirugía endoscópica. Pinza de agarre (a). Portagujas (b). Tijeras (c).

La longitud de la sutura debe ser, al menos, de 70 cm para realizar nudos extracorpóreos. Si aplicamos puntos intracorpóreos, la longitud adecuada sería entre 10 y 12 cm. Por último, en relación con las agujas utilizadas, cabe decir que las curvas (fig. 2) cada vez se utilizan más para realizar suturas hemostáticas, al igual que para cerrar defectos en los tejidos y suspender órganos. La mayoría de los cirujanos aplican suturas HS (aguja de 1/2 círculo con punta triangular invertida) ya que pueden introducirse a través de trocares de 10 mm (fig. 3), cogiéndolas por el hilo cerca de la aguja. No obstante, no son necesarias, ya que se han descrito diferentes técnicas para introducir las agujas sin necesidad de trocares grandes.

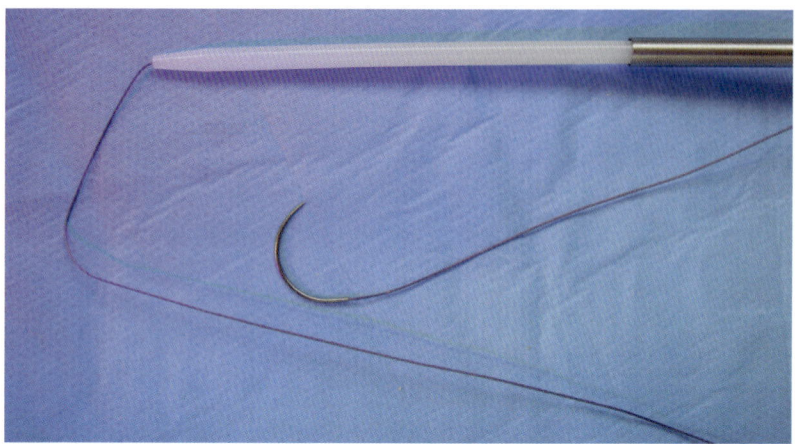

Figura 2. Preparado comercial de ácido poliglicólico con aguja curva para suturas y ligaduras realizadas mediante endoscopia.

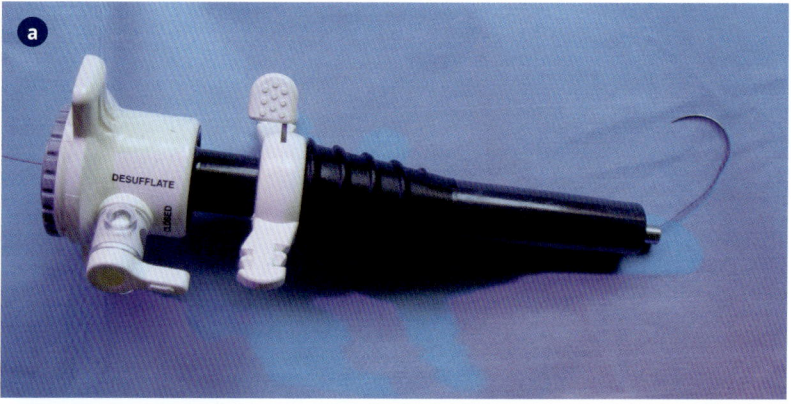

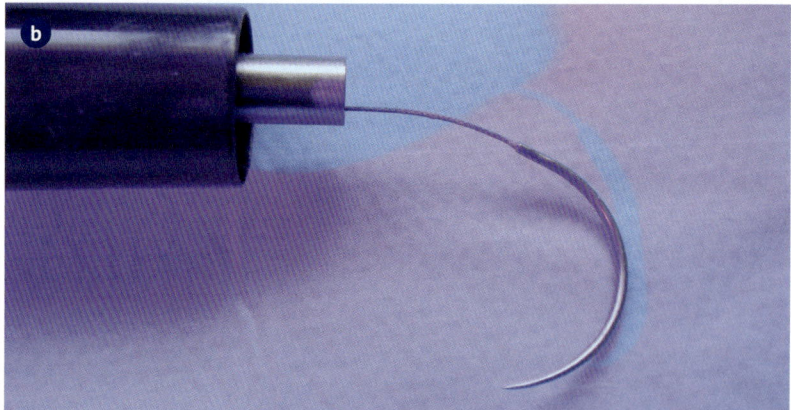

Figura 3. Paso de sutura a través de un trocar de 10 mm. Vista general (a). Detalle del paso de la aguja a través del trocar (b).

Procedimiento para suturar

A la hora de realizar suturas en endoscopia nos enfrentamos a una técnica que, si bien no es complicada en su ejecución, es completamente diferente a la sutura convencional, por lo que es imprescindible un periodo de aprendizaje previo antes de realizar cualquier sutura. Hay que tener en cuenta que realizamos la sutura a distancia y vemos las imágenes a través de un monitor.

Manejo de la aguja

Para coger la aguja correctamente con el portagujas cogemos la sutura con la mano izquierda a 1 o 2 cm de la aguja, de manera que esta se posiciona como una cara sonriente (*smiley face*) con la punta de la aguja hacia la izquierda del paciente. Avanzamos el portagujas, que se encuentra en la mano derecha para coger la aguja con un ángulo de 90° y a un tercio de la parte posterior de la misma. Durante este proceso, debemos centrar la óptica en la aguja. Si no podemos colocar la aguja con la punta hacia la izquierda del paciente, debemos llevarla hacia abajo, hasta que toque alguna de las estructuras y entonces la giramos lentamente hacia la izquierda.

Cuando cogemos la aguja con el portagujas, podemos corregir su posición aflojando la presión sobre la aguja mientras traccionamos del hilo con el contraporta o con las pinzas de disección. Podemos rotar la punta de la aguja a derecha o a izquierda hasta obtener el ángulo deseado. La técnica alternativa consiste en coger la punta de la aguja con el contraporta y corregir su posición mientras se reduce la presión sobre el portagujas. El contraporta se usa para coger el tejido a suturar o para empujarlo contra el portagujas mientras se dirige la aguja hacia el otro lado.

Debido a la poca movilidad del instrumental en cirugía endoscópica, pasar la aguja por el tejido se limita a un simple movimiento de rotación del portagujas, en consecuencia, es importante coger firmemente la aguja con el portagujas para evitar su desplazamiento y su rotación, hechos que dificultarían el procedimiento de sutura. Con la práctica, se alcanza un buen nivel de coordinación y destreza en el manejo del instrumental utilizado.

En cirugía endoscópica la aguja debe sujetarse firmemente para evitar que se mueva o rote.

Cuando cogemos la aguja correctamente, en primer lugar realizamos la sutura con un punto generoso y seguidamente rotamos el portagujas. Cuando la punta de la aguja atraviesa el tejido, podemos ayudarnos del contraporta para facilitar la realización del punto. Algunos cirujanos usan agujas rectas (fig. 4), que se introducen sin dificultad en la cavidad orgánica a través de trocares de 5 mm y pueden manejarse con los instrumentos de endoscopia fácilmente. La principal desventaja de este tipo de aguja radica en la dificultad para suturar pedículos, ya que es más difícil girarla y rotarla.

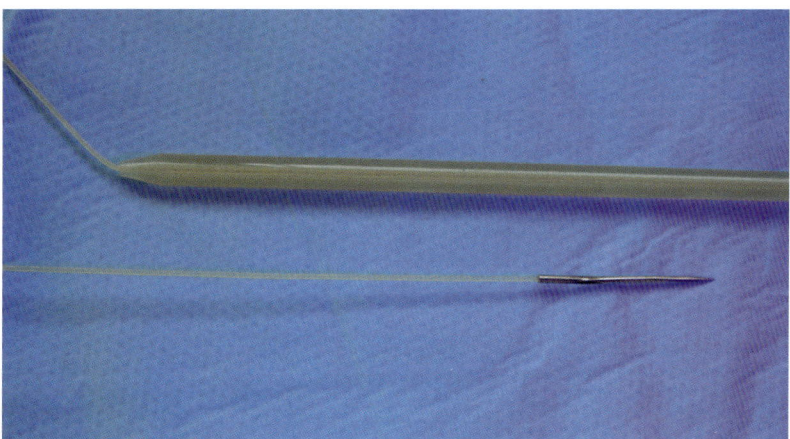

Figura 4. Preparado comercial de cátgut con aguja recta, para suturas o ligaduras endoscópicas.

Anudado

Realizar nudos seguros es crucial para el procedimiento de sutura. Los nudos pueden dividirse en dos categorías: extracorpóreos, realizados fuera del organismo y empujados hacia la cavidad con el empujanudos e intracorpóreos, que se aplican dentro de la cavidad abdominal utilizando instrumentos de laparoscopia. Ambas técnicas son seguras y pueden realizarse en distintas situaciones clínicas. Los cirujanos endoscopistas deben estar familiarizados con ambas técnicas.

Nudos extracorpóreos

Manteniendo ambos extremos de la sutura, realizamos un nudo simple y empujamos a través del trocar con el empujanudos. Deben colocarse varios nudos simples uno sobre otro. Si no mantenemos una presión constante con el empujanudos, el abierto podría descolocarse durante la maniobra. Si perdemos el nudo dentro del trocar puede ser un problema, ya que es difícil encontrarlo. Si esto sucede, podemos traccionar de la sutura dentro de la cavidad para recuperar el nudo y volverlo a colocar en el empujanudos bajo visión directa.

Para realizar los nudos procedemos del siguiente modo: pasamos uno de los extremos de la sutura a través del agujero del empujanudos cerrado y realizamos tres nudos. A continuación, sacamos el empujanudos y cambiamos de cabo del hilo de sutura realizando otros tres nudos. Con esta maniobra evitamos que se aflojen. Tras anudar y cortar la sutura, sacamos la aguja de la cavidad abdominal cogiéndola del hilo a unos 2 cm de la aguja.

Nudos intracorpóreos

Los nudos intracorpóreos son los realizados dentro del organismo. Es una técnica que, lógicamente, precisa de instrumentos específicos y de cierta habilidad por parte del cirujano.

Generalmente, este procedimiento de anudado se aplica para fijar tejidos que no requieren mucha tensión y con menos frecuencia para realizar la hemostasia del tejido, ya que pueden anudarse con la misma fuerza que los extracorpóreos. También se usan en suturas continuas como las utilizadas para cerrar el peritoneo, reparar lesiones vesicales o reanastomosis tubáricas. Los nudos intracorpóreos son útiles si se rompe la sutura mientras se realizan extracorpóreos, ya que permiten completar el nudo mediante esta técnica.

> Si se rompe la sutura durante la realización de nudos extracorpóreos, el nudo puede completarse con uno intracorpóreo.

Para realizar nudos intracorpóreos necesitamos una sutura corta de entre 10 y 14 cm a no ser que se realice una sutura continua. Si la sutura es excesivamente larga, puede dificultar el proceso de formación del nudo. El procedimiento consiste en introducir la sutura dentro de la cavidad como se ha descrito con anterioridad y, seguidamente, realizar la sutura en la cavidad abdominal. Hay varios tipos de nudos intracorpóreos, el cirujano debe aprender y practicar bien la técnica.

El nudo cuadrado es el nudo clásico, que es más fácil de realizar si la aguja está sujeta al hilo. Para realizarlo atravesamos el tejido con la aguja y pasamos la sutura casi por completo, salvo los dos últimos centímetros. Colocamos el portagujas en la mano derecha sobre la sutura y movemos la punta de forma circular describiendo un círculo hacia abajo y hacia atrás y de nuevo adelante hacia la aguja. Este movimiento de la punta sitúa la sutura alrededor del portagujas de la mano derecha formando el lazo necesario para crear el nudo. A continuación, cogemos el extremo de la sutura que quedó libre y la hacemos pasar a través del lazo.

Si hemos quitado la aguja, cogemos el extremo largo de la sutura con la mano izquierda, girándola en sentido inverso a las agujas del reloj formando así la sutura una pequeña curva, entonces colocamos el portagujas de la mano derecha sobre el hilo y lo rotamos describiendo un círculo en sentido horario (durante este proceso, mantenemos el portagujas abierto para evitar que se escape el hilo). Esta maniobra forma un lazo alrededor del portagujas, a través del cual se pasa el extremo corto. Para realizar el segundo nudo, procedemos del mismo modo, pero en sentido contrario.

Utilización de lazos corredizos

Como hemos indicado anteriormente, la sutura manual en endoscopia requiere un aprendizaje extra por parte del cirujano. El lazo corredizo es una técnica de anudado necesaria para iniciar y terminar una sutura continua con monofilamento, ya que facilita el anudado en el interior.

- **Confección del lazo corredizo.** Primero medimos la longitud que debe tener la sutura (una medida no excesiva que facilite el manejo, unos 20-23 cm). Con esa longitud daremos dos vueltas a la parte distal del hilo alrededor de los dedos índice y corazón de la mano izquierda. Seguidamente pasamos el hilo proximal entre los dos bucles de hilo formados y lo sacamos por el lado opuesto. Así, se forma un lazo al tirar de la parte distal y apretaremos las dos vueltas de hilo en la base del lazo. De este modo tenemos un lazo que corre, se desliza y aprieta cuando tiramos del cabo proximal (donde está la aguja), pero no se desliza cuando tiramos del cabo distal.

- **Para iniciar una sutura continua con monofilamento.** Introducimos el hilo por el trocar con la pinza pasada a través del lazo. Tras dar el primer punto, cogemos por debajo de la aguja y tiramos de él. Con esta maniobra deslizamos el lazo a lo largo de la pinza y del hilo que tenemos sujeto, con lo que formamos el primer nudo. Tirando del hilo apretamos y damos firmeza a la lazada.

- **Para finalizar la sutura continua con monofilamento.** Utilizaremos también un nudo corredizo. Para ello en el último punto introducimos el portagujas a través de la última lazada, cogemos el hilo y lo pasamos a través de la lazada formando un bucle. Volvemos a pasar el portagujas por dicho bucle y cogemos el hilo cerca de la aguja pasándolo a su través, con lo que queda formado un nudo corredizo que tan solo hay que apretar.

15

Adhesivos tisulares

En los últimos tiempos, a los procedimientos tradicionales utilizados para el cierre de heridas, se ha incorporado este nuevo método que mediante la aplicación de adhesivos tisulares y sellantes de fibrina consigue la unión de los diferentes tejidos.

Un adhesivo es una sustancia o material que, aplicado para unir dos superficies, establece una resistencia a su separación debido a la existencia de fuerzas de atracción entre las moléculas del adhesivo y las de las superficies a unir. Los adhesivos pueden ser de gran utilidad para cerrar heridas quirúrgicas o como sellantes en las líneas de sutura y para prevenir o disminuir las dehiscencias (fig. 1).

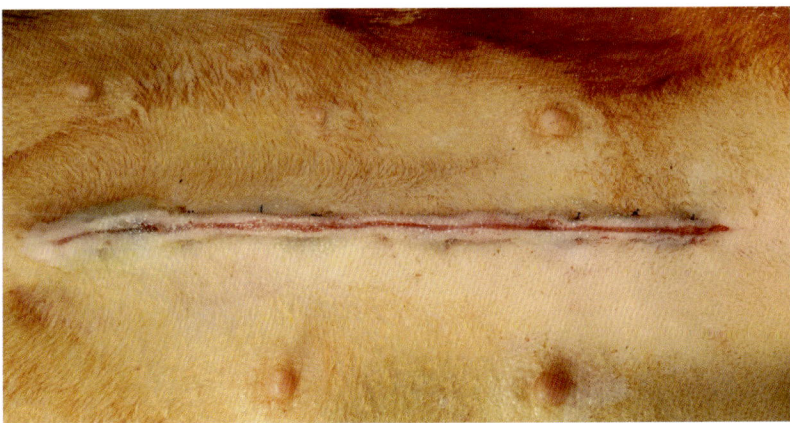

Figura 1. Refuerzo de sutura cutánea mediante cianocrilato.

Debemos diferenciar los adhesivos tisulares sintéticos, derivados de los cianocrilatos, de los adhesivos tisulares biológicos o sellantes de fibrina, pues su uso y sus aplicaciones son diferentes. Los adhesivos quirúrgicos líquidos, son los comúnmente denominados adhesivos tisulares.

Adhesivos tisulares derivados de los cianocrilatos

La introducción en cirugía de esta nueva forma de cierre de heridas supone una alternativa que puede tener ciertas ventajas en cirugía veterinaria, bien sea por la sencillez de su uso o por la rapidez en su aplicación.

Estos adhesivos tisulares sintéticos son en su mayoría derivados de los cianocrilatos (pegamentos de uso doméstico e industrial) y eso hace que el cirujano veterinario tenga cierto reparo al plantearse su uso, pues puede pensar en su posible toxicidad y reacciones adversas o complicaciones.

A lo largo de la historia siempre se ha buscado la mejor solución para el cierre de heridas, es decir, causar la menor inflamación de la zona, evitar la infección en la medida de lo posible, propiciar la rápida cicatrización de los tejidos comprometidos, así como causar el menor dolor posible al animal. Los adhesivos tisulares pueden ofrecer algunas ventajas, como una resistencia de tensión similar a la de cualquier sutura y posiblemente una tasa de infección menor en comparación con los cierres tradicionales.

Si con el paso del tiempo se comprueba que los adhesivos son una mejor solución para el cierre de heridas, es posible y no descartable que las suturas puedan llegar a ser sustituidas, en muchos de los casos, por adhesivos tisulares o pegamentos.

> En el futuro, los adhesivos tisulares podrían llegar a sustituir a las suturas en un gran número de cierres de heridas.

Cianocrilatos

El primer producto desarrollado, y usado en la guerra de Vietnam para disminuir el sangrado de las heridas en los soldados fue el "superglue" (en inglés, *alcohol catalyzed cyanocrylate adhesive composition*) también conocido como metil-2-cianocrilato. Los buenos resultados condujeron a pensar en su aplicación para usos médicos, pero se llegó a demostrar una posible toxicidad y por tanto se retiraron del mercado para su uso en medicina humana.

El primer producto desarrollado tras el metil-2-cianocrilato fue el etil-cianocrilato, que ya era soluble en metil-etil-cetona y tolueno, y se definió como el primer adhesivo tisular sintético.

Dado que los tejidos contienen bases proteicas, los cianocrilatos son extremadamente adhesivos en estas superficies, debido a su potencial en humedad. Son, por lo tanto, capaces de mantener los tejidos unidos el tiempo necesario para que se lleve a cabo una correcta cicatrización, aunque el exceso de humedad (sangre, suero, desinfectantes, jabones, etc.) puede alterar esta unión.

La utilización de adhesivos tisulares tiene ventajas e inconvenientes que se muestran en la tabla 1.

Tabla 1. Ventajas e inconvenientes de la aplicación de adhesivos tisulares.

Ventajas	Inconvenientes
• Son resistentes en y durante el cierre de las heridas estableciendo una gran fortaleza de enlace con los tejidos. • Son biocompatibles y biodegradables. • Son menos dolorosos que las suturas en su aplicación, pudiéndose evitar la necesidad de utilizar un anestésico local o general. • Su aplicación es fácil y rápida. • Provocan una unión rápida de los tejidos cuando se aplican en películas finas. • Crean una barrera antimicrobiana, especialmente frente a gérmenes grampositivos. • Tienen efecto hemostático al formar una capa oclusiva impermeable. • Eliminan en gran medida el riesgo de lesión vascular y disminuyen la formación de hematomas. • No hay que retirar la sutura, por lo tanto, se evita el estrés e incluso la sedación en animales de comportamiento complicado. • Son estables cuando se almacenan a menos de 5 °C.	• En cierres de heridas con tensión excesiva, es necesario suturar para reducir dicha tensión y posteriormente aplicar los cianocrilatos. • Se desaconseja aplicarlo en el interior de las mucosas. • No es posible aplicarlos en incisiones mayores de 5 cm, pues todavía no se ha documentado su efecto. • Las superficies a unir deben tener la menor humedad posible para que la unión sea verdaderamente efectiva. En determinadas situaciones es difícil de conseguir. • Por la rapidez de su efecto, hace prácticamente imposible rectificar la unión entre los bordes de la herida en caso de error. • No es posible aplicarlos en heridas o zonas contaminadas o infectadas.

Tipos de cianocrilatos

Se distinguen dos tipos de cianocrilatos si nos basamos en la longitud del radical:

- Los de cadena corta (metil o etil), que se degradan muy rápidamente *in vivo* y el formaldehído producido causa una rápida toxicidad tisular. Estos derivados se han retirado del uso médico.
- Los de cadena larga (butil, hexil y octil), menos citotóxicos porque presentan una degradación mucho más lenta y no se llega a alcanzar una concentración de formaldehído superior a la que se presenta en la sangre de forma habitual. Pueden utilizarse de forma segura en múltiples aplicaciones médicas, tanto en heridas externas como internas.

El octil-2-cianocrilato fue el primer monómero en pasar todos los requisitos internacionales obligados para el uso de un medicamento en 1998, aunque solo se aconsejaba su uso externo sobre la piel. Nuevos derivados como el hexil-2-cianocrilato están libres de toxicidad, ya que la cantidad producida de formaldehído es muy pequeña y está por debajo de los índices sanguíneos normales y, por tanto, tiene la posibilidad de aplicación tanto externa como interna.

En cuanto a su color puede ser transparente o con cierto tinte azulado que permite una mejor aplicación.

Consejos útiles para la aplicación de adhesivos tisulares

- Se deben aplicar a temperatura ambiente, es decir, no pueden calentarse en exceso ni usarlos si se aprecia que el adhesivo es más espeso que el agua a dicha temperatura, pues eso indica que el producto ha polimerizado parcialmente y disminuye su efectividad.

- No se deben usar junto con sustancias básicas (jabones) o productos derivados del algodón, como gasas, bastoncillos etc., ya que estos materiales pueden provocar una reacción exotérmica excesiva.

Aplicaciones quirúrgicas

Su uso más aceptado es como adhesivo para reparar heridas traumáticas o quirúrgicas. Algunos ejemplos de la aplicación de los compuestos de cianocrilatos en veterinaria se muestran en la tabla 2.

Tabla 2. Aplicación de adhesivos en los diferentes tipos de intervenciones.	
Tipo de intervención	**Aplicación**
Cirugía general	• Reparación de heridas. • Control de hemorragias.
Cirugía torácica	• Cierre de fuga aérea en pulmones.
Neurocirugía	• Reparación de nervios periféricos.
Otorrinolaringología	• Reconstrucción y estabilización de cartílagos.
Digestivo	• Refuerzo en anastomosis. • Cierre de fístulas perianales.
Oftalmología	• Reparación temporal de perforaciones en córnea. • Cirugía de cataratas.
Obstetricia	• Cierre de episiotomías.
Traumatología	• Fijación de fracturas con o sin minuta. • Reconstrucción y estabilización de cartílagos.
Odontología	• Fracturas dentales. • Estomatitis aftosa.
Urgencias	• Reparación de heridas traumáticas.

Procedimiento para el cierre de una herida

En nuestra opinión, la mejor forma de aplicar los cianocrilatos en los diferentes tejidos es mediante el uso de una brocha plástica previamente esterilizada (fig. 2). El cianocrilato se aplica en dos o tres capas con un intervalo de unos quince segundos entre ellas para posteriormente acercar los bordes a unir con unas pinzas sin dientes e incluso con los dedos de nuestra mano (fig. 3).

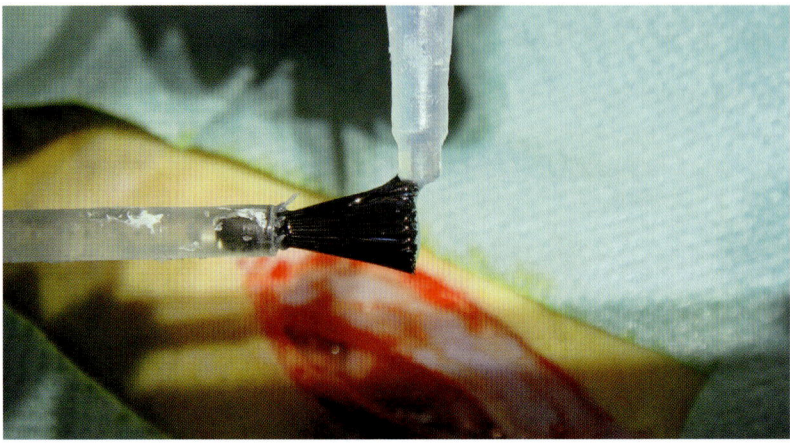

Figura 2. Aplicación de cianocrilato en una brocha de plástico esterilizada.

Toxicidad clínica

Inicialmente se demostró que los cianocrilatos causaban toxicidad tisular. En los preparados para uso médico este efecto es inapreciable; no obstante, cuando se usa un adhesivo tisular se produce una reacción inflamatoria que puede producir necrosis de los tejidos.

En la actualidad, se sabe que al modificarlos alargando la longitud de su cadena se provoca un enlentecimiento del proceso de degradación y de esa manera se disminuye el efecto tóxico del producto por unidad de tiempo.

A pesar de todo, no se dispone todavía de estudios metabólicos *in vivo*, por lo que siempre se aconseja utilizar la menor cantidad de cianocrilato necesario para obtener el resultado que buscamos, lo cual aumenta la seguridad en la aplicación del producto.

No existe ninguna publicación clínica que relacione los cianocrilatos con toxicidad a largo plazo o que evidencie que tengan efecto carcinogénico. En definitiva, la pureza del compuesto y su longitud de radical son, por tanto, los dos parámetros que deben conocerse para evitar posibles efectos adversos; en cualquier caso, es necesaria una mayor documentación sobre el metabolismo de estos productos, vista la gran difusión que están alcanzando en cirugía.

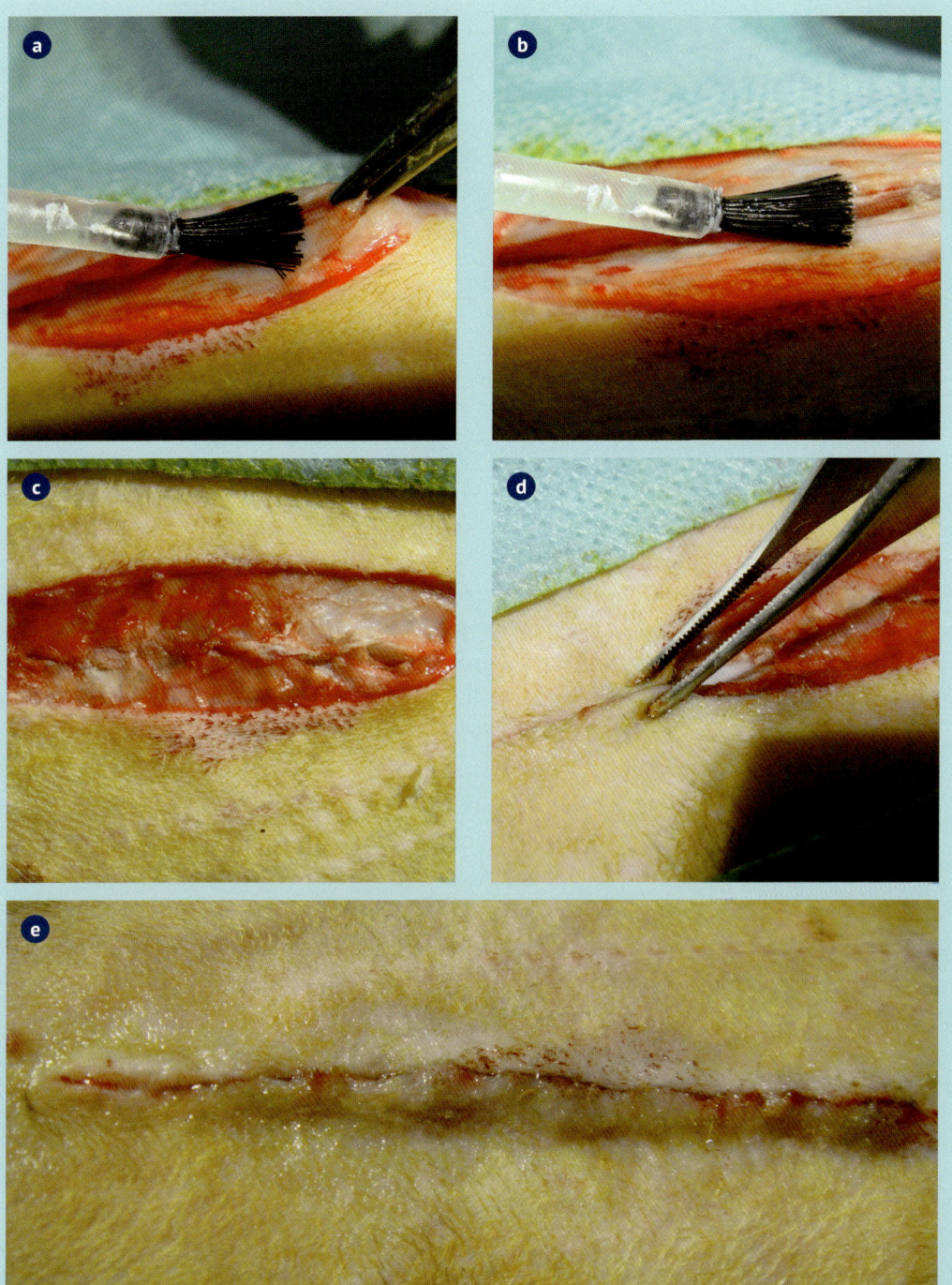

Figura 3. Procedimiento para aplicar cianocrilato en los tejidos. Aplicación del adhesivo por capas en el tejido muscular (a-c). Aplicación de cianocrilato en la piel (d-e).

Adhesivos biológicos o sellantes de fibrina

Los adhesivos biológicos son concentrados de fibrinógeno y factor XIII preparados a partir de plasma humano, por lo tanto, pueden estar contaminados y requieren de una preparación previa. La agencia mundial del medicamento considera estos productos como drogas mientras los adhesivos tisulares sintéticos son clasificados como productos médicos.

Se presentan en varios formatos, siendo los de mayor uso los que detallamos a continuación:

- **Preparado de fibrinógeno más trombina**. Se presenta en esponja de colágeno listo para usar y no necesita preparación previa (descongelación). Es de origen humano.

  Es un producto que se administra por vía tópica, utilizado como hemostático local. Al aplicarlo se produce una reacción entre el fibrinógeno y la trombina que se polimerizan formando un coágulo de fibrina, el cual mantiene la esponja de colágeno fuertemente adherida a la superficie de la lesión.

  Está indicado como tratamiento de apoyo en cirugía para mejorar la hemostasia y favorecer el sellado tisular, así como refuerzo de sutura en cirugía vascular y oftálmica (ver apartado *Adhesivos en oftalmología* en el capítulo 11, *Suturas en cirugía oftálmica*).

- **Adhesivo de fibrina de dos componentes**. Es un adhesivo de fibrina de dos componentes indicado en el tratamiento coadyuvante para conseguir la hemostasia en hemorragias en sábana, y para sellar y/o adherir tejidos en intervenciones quirúrgicas (fig. 4).

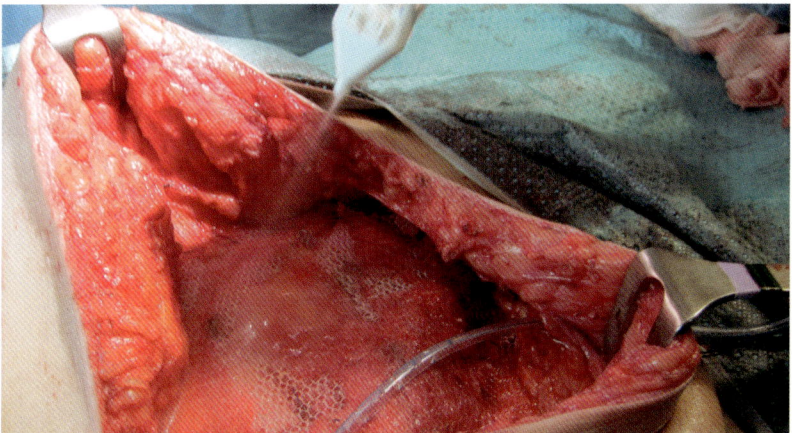

Figura 4. Aplicación de adhesivo de fibrina de dos componentes en una hernia reparada con malla de polipropileno.

Comercialmente se presenta en dos soluciones (proteína sellante y trombina) congeladas en jeringas precargadas que puede quedar listo para su uso en 20-30 minutos, si se descongela a una temperatura no superior a 37 °C. Al mezclar la solución de proteínas sellante (humana) y la solución de trombina (humana) el fibrinógeno soluble se transforma en fibrina, formando una masa parecida a la silicona que se adhiere a la superficie de la herida, consiguiendo la hemostasia y sellado o adhesión de los tejidos.

> Para utilizar correctamente los adhesivos biológicos, el veterinario debe familiarizarse previamente con la técnica de aplicación.

Control de los parámetros de las suturas

16

Todos los tipos de sutura deben cumplir determinados requisititos para llevar correctamente a término la función para la que fueron diseñadas. Existen dos grandes organismos encargados de llevar a cabo los controles necesarios para ello: la Farmacopea Europea (en inglés *European Pharmacopoeia*, EP) y la Farmacopea Americana (en inglés *United States Pharmacopeia*, USP). Los parámetros controlados por ambas organizaciones son:

- **Calibre**: indica el grosor del hilo de sutura y generalmente viene expresado con una numeración en el envase, generalmente con un determinado intervalo de diámetro comprendido entre un máximo y un mínimo (tablas 1-4).
- La **longitud** del hilo de sutura, que aparece reflejada en el envase en centímetros.
- **Carga mínima de ruptura**: es la resistencia a la tracción que presenta el nudo, y se calcula midiendo la fuerza que se necesita para romperlo.
- **Resistencia de engarce** de la aguja, es decir, resistencia de unión entre el hilo y la aguja.
- **Cromo soluble**: control que permite determinar un exceso de cromo no combinado (cromo soluble) en el cátgut crómico.
- **Color extraíble**: control del colorante utilizado en la sutura que no esté fijado a ella.
- **Control de esterilidad**.

A continuación se detallan los calibres de suturas de diferente naturaleza, de acuerdo con las nomenclaturas americana y europea, y su
equivalencia en milímetros (tablas 1-4).

Tabla 1. Calibres de suturas de cátgut.

USP	EP	Diámetro mm
6/0	1	0,1-0,149
5/0	1,5	0,15-0,199
4/0	2	0,20-0,249
	2,5	0,20-0,249
3/0	3	0,30-0,349
2/0	3,5	0,35-0,399
0	4	0,40-0,449
0	4	0,45-0,499
1	5	0,50-0,549
1	5	0,55-0,599
2	6	0,60-0,649
2	6	0,65-0,699
3	7	0,70-0,749
3	7	0,75-0,799

Tabla 2. Calibres de suturas sintéticas absorbibles.

USP	EP	Diámetro mm
12/0	0,01	0,001-0,009
11/0	0,1	0,010-0,019
10/0	0,2	0,020-0,029
9/0	0,3	0,030-0,039
8/0	0,4	0,040-0,049
7/0	0,5	0,050-0,069
6/0	0,7	0,070-0,099
5/0	1	0,10-0,149
4/0	1,5	0,15-0,199
3/0	2	0,20-0,249
2/0	3	0,30-0,339
1/0	3,5	0,35-0,399
1	4	0,40-0,499
2	5	0,50-0,599
3 y 4	6	0,60-0,699
5	7	0,70-0,799

Tabla 3. Calibres de las suturas no absorbibles según la EP.

Número de DAM*	Diámetro mm
0,1	0,01-0,029
0,3	0,03-0,049
0,5	0,05-0,069
0,7	0,07-0,09
1	0,10-0,14
1,5	0,15-0,19
2	0,2-0,24
2,5	0,25-0,29
3	0,3-0,39
4	0,4-0,49
5	0,5-0,59
6	0,6-0,69
7	0,7-0,79
8	0,8-0,89

* DAM: Diámetro aparente de material.

Tabla 4. Calibres de suturas no absorbibles.

USP	EP	Diámetro mm
12-0	0,01	0,001-0,009
11-0	0,1	0,010-0,019
10-0	0,2	0,020-0,029
9-0	0,3	0,030-0,039
8-0	0,4	0,040-0,049
7-0	0,5	0,050-0,069
6-0	0,7	0,070-0,099
5-0	1	0,10-0,149
4-0	1,5	0,15-0,199
3-0	2	0,20-0,249
2-0	3	0,30-0,339
1-0	3,5	0,35-0,399
1	4	0,40-0,499
2	5	0,50-0,599
3 y 4	6	0,60-0,699
5	7	0,70-0,799
6	8	0,80-0,899
7	9	0,90-0,999
8	10	1,00-1,099
9	11	1,100-1,199
10	12	1,200-1,299

Fabricación y normativa actual de las suturas estériles

17

Es muy importante que los veterinarios conozcamos que las suturas son fabricadas mediante un meticuloso proceso para que lleguen a nuestras manos en perfectas condiciones de uso y esterilidad. Para ello, son sometidas a rigurosos controles por parte de los fabricantes y de las autoridades competentes.

Proceso de producción y parámetros de control de calidad

La fabricación de suturas estériles es un proceso meticuloso y sometido a estrictos controles de calidad. Nunca hubiéramos adivinado la complejidad de la producción de un artículo aparentemente tan sencillo.

Continuamente, antes, durante y tras la elaboración de suturas, se controlan parámetros tanto de tipo químico (composición del hilo o de la aguja), como microbiológico (para garantizar la esterilidad del producto), y físico (resistencia a la tensión del hilo, flexibilidad del mismo o ductilidad de la aguja).

Todo comienza con la recepción de la materia prima, su inspección y su trazabilidad. Se da preferencia a los proveedores con Sistema de Calidad y Medio Ambiente certificado según ISO. El plan de muestreo, así como las características de calidad, se basan en la Farmacopeas Europea (EP) y Americana (USP), y en los requerimientos propios de la empresa productora de suturas.

Todos los materiales que formarán parte de la cadena de producción se identifican con un número de lote interno para su trazabilidad. Es decir, para cada producto acabado conocemos en todo momento el origen de la materia prima que se utilizó.

Asimismo, los materiales son siempre almacenados en zonas de condiciones ambientales controladas, según los requerimientos de estas materias tan especiales.

La producción de suturas se lleva a cabo en un recinto calificado como "Sala limpia clase D", con una densidad de microorganismos controlada. Para contribuir al máximo a la limpieza de la sala, se establecen requisitos de higiene para acceder a la misma, como son la indumentaria del personal, que se ha de cambiar cada vez que entra o sale, o el hecho de que todas las materias primas se introduzcan en sala en doble bolsa (la bolsa externa permanece siempre fuera del área limpia).

Una vez preparados los hilos, con las longitudes correspondientes, el montaje de agujas puede ser automático o manual dependiendo, sobre todo, del calibre de la sutura a montar. Durante este proceso, se realizan controles de la unión hilo-aguja, según los estándares de la farmacopea.

El enrollado de la sutura dentro de su futuro envase se puede hacer según varios sistemas. Los utilizados más frecuentemente son los ochos, los meandros o el ovalado, en función de la memoria que pueda presentar el material empleado. Se pretende optimizar este factor para evitar problemas en la extracción de la sutura o incomodidad al utilizarla.

El envase en el que se colocan las suturas suele ser de aluminio porque garantiza la conservación de los hilos gracias a la estanqueidad que proporciona, pero este normalmente se incluye a su vez en otro envase de papel y/o plástico que podrá ser manipulado sin guantes estériles, sin contaminar el interior.

Las suturas quirúrgicas se esterilizan tras su envasado mediante dos métodos distintos: la radiación gamma o el óxido de etileno. Se utiliza un medio u otro según el material de sutura y queda registrado en un documento que especifica las condiciones en que se ha producido la esterilización.

Posteriormente, se realiza también un control de esterilidad de las suturas por el método de inoculación directa, según establece la farmacopea. Así se garantiza que la sutura permanecerá estéril durante todo el tiempo que transcurra hasta la fecha de caducidad.

Finalmente, los productos sometidos a un ciclo con óxido de etileno se mantienen durante un periodo en un proceso de aireación para eliminar residuos, y todas las suturas pasan un proceso de secado para eliminar cualquier resto de humedad en el interior del envase que pudiera deteriorar la calidad del hilo.

Durante todo este laborioso ciclo, se van recogiendo los datos de los controles realizados con los cuales se genera la documentación sobre la trazabilidad de materias y personas que han intervenido en el mismo. Todo ello es computarizado para información del Sistema de Vigilancia de Productos Sanitarios.

Las suturas estériles siempre se suministran a las clínicas veterinarias acompañadas de su correspondiente Certificado de Conformidad. Pero, incluso más importante que este documento, es conocer y saber interpretar la simbología que aparece impresa en un sobre y en una caja de suturas (fig. 1). Esto nos permitirá interpretar con rapidez el contenido, y nos será de gran utilidad en caso de tener que emitir una reclamación sobre el producto.

La industria, igual que las entidades sanitarias competentes, tiene la misión de equiparar las prestaciones de estos delicados productos a los requerimientos del cirujano veterinario porque nunca hay que olvidar que las suturas sirven para unir.

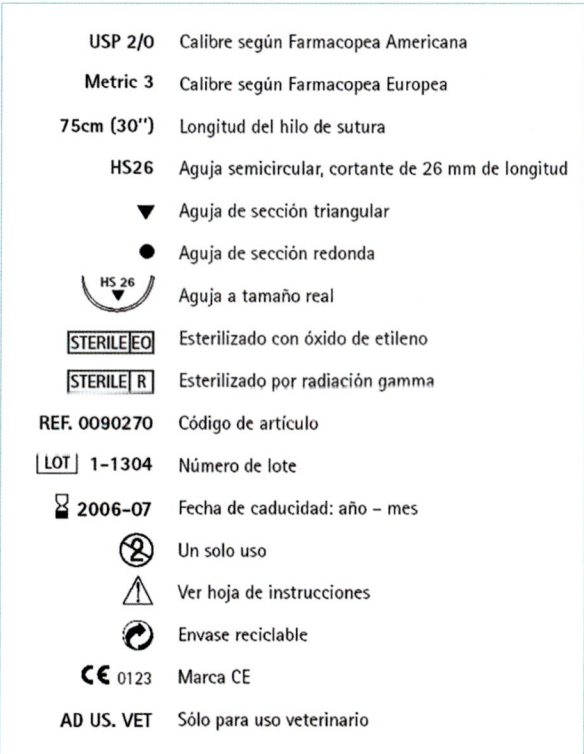

Figura 1. Nomenclatura y símbolos.

Bibliografía

AASEN A.O., BARIE P.S., FAIST E. y cols. [en línea] Current issues in the prevention and management of surgical site infection. Part 2 (referencia 2004). Disponible en la Web: http://www.medscape.com/viewarticle/452245.

ANAISSIE, E., SAMONIS, G., KONTOYIANNIS, D., COSTERTON, J., SABHARWAL, U., BODEY G. y RAAD, I. Role of catheter colonization and infrequent hematogenous seeding in catheter-related infections. *Eur J Clin Microbiol Infect Dis*, 1995; 14:135-137.

BARBOLT, T. Chemistry and safety of Triclosan, and its use as an antibacterial coating. *Surg Infect*, 2002; 3(sup 1):S45-S54.

BEAL, M., BROWN, D.C. y SHOFER, F.S. The effects of perioperative hypothermia and the duration of anesthesia on postoperative wound infection rate in clean wounds: a retrospective study. *Vet Surg*, 2000; 29:123-127.

BENDEL, L.P. y TROZZO, L.P. Tensile and bend relationships of several surgical needle materials. *Journal of Applied Biomaterials*, 1993; 4(2):161-167.

BOJRAB, M.J. *Técnicas actuales en cirugía de pequeños animales*. Editorial InterMédica, 4.ª edición, 2001.

BOOTHE, HARRY W. Cap. 117. El pene. En: Slatter (ed.). *Texto de cirugía de los pequeños animales*. Salvat Editores, SA. Barcelona, 1989; p. 1696.

BUU, R. Blog de cirugía. Disponible en Web: http://www.rafaelbou.com/

CHU, C.C. A comparison of the pH effect on the degradation of two synthetic absorbable sutures, *Ann Surg,* 1982; 195(1):55-59.

CAPPERAULD, I. Suture materials: A review. *Clinical materials,* 1989; 4:3-12.

COSTERTON, J.W., GEESEY, G.G. y CHENG, K.J. How bacteria stick. *Sci Amer*, 1978; 238:86-95.

COSTERTON, J.W., STEWART, P.S. y GREENBERG, E.P. Bacterial biofilms: a common cause of persistent infections. *Science*, 1999; 284:1318-1322.

CRAIG, P.H., WILLIAMS, J.A., DAVIS, K.W. y cols. A biologic comparison of polyglactin 910 and polyglycolic acid synthetic absorbable sutures. *Surg Gynecol Obstet*, 1975; 141:1-10.

CRISTÓBAL BESCOS, J.A., GÓMEZ DE LIAÑO, P., CAPEANS TOMÉ, C. y cols. *Técnicas y suturas en cirugía oftálmica*. Ed. Ethicon – Johnson & Johnson, 1997.

DE DIEGO PÉREZ, A. y CARBONELL TATAY, F. Hernia inguinocrural. En: *Las suturas*. Ed. Ethicon – Johnson & Johnson, 2001; 9:168-171.

DE KIEVIT, T.R. y IGLEWSKI, B.H. Bacterial quorum sensing in pathogenic relationship. *Infection and Immunity*, 2000; 68:4839-4849.

DOCOBO, F. Estudio clínico aleatorizado entre sutura de polidioxanona y de nailon en el cierre de laparotomía en pacientes de riesgo. *Cir Esp*, 2006; 79(5):305-309.

FERNÁNDEZ-VILADRICH, P., GARCÍA-LECHUZ, J.M. y RIERA JAUME, M. Guía de recomendaciones para el diagnóstico y tratamiento de las infecciones asociadas a biomateriales. *Seimc*, 2006. ISBN: 84-611-1991-6.

GARCÍA, L., LLINÁS, J., RODRÍGUEZ, J. *et al*. Protección del personal. *La cirugía en imágenes paso a paso. Cirugía sin sangrado*. Servet editorial-Grupo Asís Biomedia S.L. Zaragoza, 2014;170-177.

GROSS, L. E. Cap. 8. Cirugía de los párpados. En: Bojrab, M. J. (ed.). *Técnicas actuales en cirugía de pequeños animales* 3.ª ed. Argentina: Inter-Médica, 1993.

HERNÁNDEZ, C., JIMÉNEZ, R., BUSTO M.J. y cols. *Manual sobre suturas, ligaduras, nudos y drenajes*. Hospital Donostia. Depósito Legal: SS-1051/2007.

HORNE, R.D. Y HENDERSON, R.A. Cap. 147. El pabellón auricular. En: Slatter (ed.). *Texto de cirugía de los pequeños animales*. Salvat Editores, SA. Barcelona, 1989; p. 1971-1975.

KATZ, S.I. y MIRELMAN, M.D. Bacterial adherence to surgical sutures. A possible factor in suture induced infection. *Ann. Surg.*, 1981; 194(1):35-41.

LASA I., DEL POZO J.L., PENADÉS J. R. y LEIVA, J. Biofilms bacterianos e infección. *An Sist Sanit Navar*, 2005: 28(2):163-175.

LEKNES, K.N., SELVIG, K.A., BOE, O.E. y WIKESJO, U.M. Tissue reactions to sutures in the presence and absence of anti-infective therapy. *J Clin Periodontol*, 2005; 32(2):130-138.

LORENTE RAMOS, L. Manejo de la vía aérea para prevenir la neumonía asociada a la ventilación mecánica. *Med Int*, 2005; 29(2):88-102.

LUNA, C.M., MONTEVERDE, A., RODRÍGUEZ, A., APEZTEGUÍA, C., ZABERT, G., ILUTOVICH, S., MENGA, G., VASEN, W., DÍEZ, AR. y MERA, J. Neumonía intrahospitalaria: guía clínica aplicable a Latinoamérica preparada en común por diferentes especialistas. *Arch Bronconeumol*, 2005; 41(8):439-456.

MALDONADO, F., MUÑOZ, L., QUEZADA, M., BRIONES, M. y URRUTIA, P. Reacción tisular a materiales de sutura no absorbibles en piel de equinos. *Arch med vet*, 2006; 38(1):63-67.

Mangram, A.J., Horan T.C., Pearson, M.L., Silver, L.C. y Jarvis, W.R. Guideline for prevention of surgical site infection. *Infect Control Hosp Epidemiol*, 1999; 20:247-248.

Manual Cierre de heridas. Ethicon Johnson & Johnson Medical.

Manual Ethicon de técnicas de anudado. Ethicon Products Johnson & Johnson Medical. Ed. Ethicon Products Alemania, 2003.

Mateo Maestre, M. y Maestre Vera, .J.R. Biofilm: modelo de comunicación bacteriana y resistencia a los antimicrobianos. *Rev Esp Quimioterap*, 2004; 17(1):26-28.

McLean, R.J.C., Nickel, J.C. y Olson, M.E. Biofilm associated urinary tract infections. En: *Microbial biofilms, H.M.L.-S.y.J.W.* Costerton, Cambridge University Press: Cambridge, United Kingdom, 1995; 261-273.

Moreno Ejea, A. Adhesivos tisulares sintéticos: lo que un cirujano de hernias y pared abdominal debe saber. *Revista Hispanoamericana de Hernia*, 2013; 1(3):117-127.

Ogeer-Gyles, J.S., Mathews, K. A. y Boerlin P. Nosocomial infections and antimicrobial resistance in critical care medicine. *Journal of Veterinary Emergency and Critical Care*, 2006; 16(1):1-18.

Otten, J.E., Wiedmann-Al-Ahmad M., Jahnke H. y Pelz, K. Bacterial colonization on different suture materials - A potential risk for intraoral dentoalveolar surgery. *J Biomed Mater Res Part B: Appl Biomater*, 2005; 74B(1):627-635.

Parksen, M.R. y Greenberg, E.P. Acyl-homoserine lactone quorum sensing in Gram-negative bacteria: A signaling mechanism involved in associations with higher organisms. *Proc Natl Acad Sci USA*, 2000; 97:8789-8793.

Pasic, R.P. y Levine, R.L. *A practical manual of laparoscopy and minimally invasive gynecology. A clinical cookbook*. Informa Healthcare 2.ª ed., 2007.

Rodríguez, J., Llinás, J., García, L. *et al*. Electrocirugía. *La cirugía en imágenes paso a paso. Cirugía sin sangrado*. Servet editorial-Grupo Asís Biomedia S.L. Zaragoza, 2014;132-155.

Rodríguez Montes, J.A. *Materiales de sutura en cirugía*. B. Braun, 2004.

Roque González, R., García Gutiérrez, A., Guerra Bretaña, R.M. y cols. *Adhesivos tisulares en cirugía*. Hospital Universitario General Calixto García. Ciudad de la Habana, 2006.

San Román, J. Polímeros biodegradables de interés en cirugía (I). Síntesis, propiedades y mecanismos biodegradativos, *Rev Plásticos modernos*, 1990; 413:689-704.

San Román, J. Polímeros biodegradables de interés en cirugía (II). Comportamiento biodegradativo y aplicaciones biomédicas. *Rev Plásticos modernos,* 1990; 414:857-920.

Santos García-Vaquero, A. y Usón Gargallo, J. Enseñanza de la laparoscopia: del laboratorio al quirófano. *Arch Esp Urol* 2002; 55(6):643-657.

Selva Otaolaurruchi, J. y Sastre Lorca, J.J. *Manual de suturas.* Laboratorios Lorca Marín, S.A., 1991.

Smeak, D.D. *Selección y empleo de los materiales y agujas de sutura disponibles en la actualidad.* En: Bojrab, M.J. y cols. Técnicas actuales en cirugía de pequeños animales, 4.ª ed. Buenos Aires, editorial Intermédica, 2001; 17-23.

Stamp, C.V., Mcgregor, W., Rodeheaver, G.T y cols. Surgical needle holder damage to sutures. *Am Surg,* 1988; 54:300-316.

Suñé Negre, J.M., Bel Prieto, E., Jurado Sánchez, F. y Manich Bou, A. Control de calidad de hilos de sutura: ensayo de fuerza de separación hilo quirúrgico-aguja de sutura. *Cienc Pharm,* 1994; 4(6):293-300.

Thacker, J.G., Rodeheaver, G.T., Towler, M.A. y Edlich, R.F. Surgical Needle Sharpness. *Am J Surg,* 1989; 157(3):334-339.

Torres Peña, R. Retractor vesicular y deslizador de nudos con tracción coaxial simultánea. *Trabajo de Tesis.* Facultad de Ciencias Médicas, Ciudad de la Habana, 2005.

Van Rijssel, E.J., Brand, R., Admiraal, C., Smit, I. y Trimbos, J.B. Tissue reaction and surgical knots: The effect of suture size, knot configuration, and knot volume. *Obstet Gynecol,* 1989; 74(1):64-68.

Wykes, P.M. y Olson, P. N. Cap. 127. La Vagina. En: Slatter (ed.). *Texto de cirugía de los pequeños animales.* Salvat Editores, SA. Barcelona, 1989; p. 1750

Yamamoto, M., Onoyama, H. y Saitoh, Y. Comparison of biological changes in absorbable sutures in pH buffers, bile and pancreatic juice, and evaluation of selection of suture in biliary and pancreatic surgery. *Dig Surg,* 1996; 13(6):469-473.